# クルズス 心療内科

久保木富房
熊野　宏昭　編
佐々木　直

星　和　書　店

*Seiwa Shoten Publishers*

*2-5 Kamitakaido 1-Chome*
*Suginamiku Tokyo 168-0074, Japan*

# 刊行にあたって

現代はストレスの時代とか脳の世紀などと呼ばれることがしばしば見られます。ストレスフルな生活を体験している人が多いということでしょう。パソコンやコンピューターをはじめとして、高度の機械化の進展と価値観の多様化が進みストレスの増加が指摘されています。人がストレスを受けたときの反応（これをストレス反応といいますが）としては、頭痛や胃痛などの身体症状と不安やうつなどの精神症状、さらに、アルコールやたばこの量が増加するなどの行動上の変化（これを行動化といいます）の三つがあります。ストレス反応としての頭痛や胃痛などの身体症状を心身症と呼んでいます。そのほかの心身症としてはviiiページに示しましたのでご覧ください。心療内科はこれらの心身症とストレスの関係や心とからだの関連（心身相関）を研究し、治療するところといえます。

医療というものは基本的に病める患者さんがいて、その患者さんのためになんらかの援助をして、問題の解決方法を求めていくものといえます。そしてその援助や問題解決方法は、医学や生物科学における基礎的研究と臨床医学や社会科学における臨床的経験の二つを科学的に評価し、一番よい、あるいはよりよい方法が選択されてきました。

さらにこの科学的によいと選択された方法もその結果についての比較検討による再評価がされ、

よりよいもののみが残されてきました。この科学的研究の発展上に、最近話題となっている臓器移植や遺伝子操作など高度な先端医療の存在があります。この分野では従来科学技術の進歩のみに注目されてきましたが、最近になって生命倫理、医療倫理などの視点の重要さが見直されてきています。

さて、医療は科学という万能感に満ち、なおかつ頼りになる方法によって輝かしい発展をとげてきました。しかし、医療を支えてきたもう一つの factor (要因) があります。それは、情緒的、人間的なケアという言葉で表現されるものであります。三つ目の factor として患者さんと治療者がどのような治療関係を形成していくかという問題があります。

心療内科の特徴としてストレスと心身症や心身相関について研究、治療するところであるという点は先に述べましたが、もう一つの特徴として全人的医療ということがあげられます。心療内科医とは内科や外科の中がさらに専門分化し、縦割り、あるいは臓器別の専門医が生まれていく傾向に逆流して、総合的、統合的に医療を担っていこうとする医師であります。池見氏によれば、bio-psycho-socio-ethical approach (生物的―心理的―社会的―倫理的な全人的医療) ということになります。

この全人的医療とは、まさに本来の医療の原点であります。おそらく全人的医療を実践しているのは、プライマリーケア医や開業医の先生方と考えられます。ここでアメリカのデータを引用させてもらいます。K. White という研究者の調べたもので、彼によると成人一〇〇〇人のうち一カ月間に罹患あるいは受傷する頻度は七五〇名で、そのうち医療機関を受診するのは二五〇人で、さらに入院治療を必要とするのは九人であると言っています。また、大学病院などの専門病院へ紹介されるのはたった一人であるとのことです。大学病院などはこのたった一人の重症患者の治療のために高度の先進医療を必要としているともいえます。一方、二五〇人のプライマリーケア医を受診する患者に対する医療も重要なことです。ここでは患者の心理・社会的要因を十分考えながら、common disease（一般的に多くみられる病気。例えば高血圧、糖尿病など）に対して科学的方法による適切な治療と人間性豊かなケアが求められています。そして興味深いことは、この二五〇人の中で約四〇パーセントが心身症か神経症、軽症うつという点であります。

東大心療内科の外来を受診している患者さんのデータベースを調べてみると、約五〇パーセントが心身症で、神経症と軽症うつが約二〇パーセントずつであり、この比率は開設以来ほぼ一定しています。心身症としてはviiiページに示したような病態がみられます。神経症としては不安神経症が多く、そのほかに心気症、強迫神経症などがみられます。また、軽症うつとは仮面うつとか身体化の強いうつといわれている病態に近いものです。

さてここで心身医学の歴史について少し考えてみましょう。心身医学とは心療内科を支える学問で、心と病の関係を研究し、その成果を多くの病気の診断と治療に応用しようとする学問であり、人間を心と身体、さらに心理社会的存在として全体的にとらえていこうとする学問であります。そして、この心身医学的な考え方は、すでにギリシャ時代の医学から始まっていたといわれます。また、東洋の医学は、本来心身医学的な考え方を持っていたといえます。その例として、インドのアーユルベェーダがあげられます。アーユルベェーダは医学、思想、宗教などを含むもので、今日の観点から見るとまさに心身医学であるといえます。さらに中国の医学や漢方も、心身医学的な伝統を今日まで受け継いでいるといえます。

つまり医学は洋の東西を問わず本来心身医学的であったわけで、歴史的に医学が近代医学の性質を持つようになってから、医学における精神と身体の分離が始まったのです。西洋医学が身体偏重の医学に変化したきっかけは、パスツールやコッホらによる細胞病理学により、多くの疾患の病因が細菌学や病理学の技法によって診断され、また化学療法剤や手術によって、身体面からの治療が成功したことによるといわれています。これらの医学の輝かしい成果が、一方で医学の方向を曲げてしまったということもいえるようです。しかしここで一言お断りしておきますが、心身医学とは病気は心理的な原因のみで起こるというような、行きすぎた精神主義にもとづいたり、心因だけを重くみるものではありません。病気の身体面でのデータを十分に理解したうえで、これに影響している心理社会的な因子の役割を正しく評価して、病人全体を総合的にみていこうとするものです。

さて、本書は心療内科のことを専門家はもちろん広く一般の方々にも知っていただこうと考え、東大心療内科の教室員のみにて書きおろした本であります。専門家だけでなく医学生、看護学生さん、臨床心理、そのほかのコメディカルスタッフ（医療現場に携わる医師以外のスタッフ）、患者さんおよびその家族の方々にとっても医療上の援助と問題解決方法の一助となれば幸いです。

心身医学的な配慮が特に必要な疾患は、次ページを参考にしてください。

（東京大学医学部附属病院心療内科科長・久保木富房）

# 心身医学的な配慮が特に必要な疾患
# (いわゆる心身症とその周辺疾患)

1, 呼吸器系

気管支喘息 (cough variant asthma を含む)、過換気症候群、*神経性咳嗽、喉頭けいれん、慢性閉塞性肺疾患など。

2, 循環器系

本態性高血圧症、本態性低血圧症、起立性低血圧症、冠動脈疾患(狭心症、心筋梗塞)、一部の不整脈、*神経循環無力症、レイノー病など。

3, 消化器系

胃・十二指腸潰瘍、急性胃粘膜病変(AGML)、慢性胃炎、*non-ulcer dyspepsia、過敏性腸症候群、潰瘍性大腸炎、胆道ジスキネジー、慢性肝炎、慢性膵炎、*心因性嘔吐、*反すう、びまん性食道けいれん、食道アカラシア、*呑気症 (空気嚥下症) およびガス貯留症候群、*発作性非ガス性腹部膨満症、*神経性腹部緊満症など。

4, 内分泌・代謝系

神経性食欲不振症、(神経性)過食症、Pseudo-Bartter 症候群、愛情遮断性小人症、甲状腺機能亢進症、心因性多飲症、単純性肥満症、糖尿病、腎性糖尿、反応性低血糖など。

5, 神経・筋肉系

筋収縮性頭痛、片頭痛、*その他の慢性疼痛、痙性斜頸、書痙、眼瞼けいれん、*自律神経失調症、めまい、*冷え症、*しびれ感、*異常知覚、*運動麻痺、*失立失歩、*失声、*味覚脱失、舌の異常運動、*振戦、チック、舞踏病様運動、ジストニア、*失神、*けいれんなど。

6, 小児科領域

気管支喘息、過換気症候群、*憤怒けいれん、消化性潰瘍、過敏性腸症候群、反復性腹痛、神経性食欲不振症、(神経性) 過食症、周期性嘔吐症、*呑気症、*遺糞症、*嘔吐、*下痢、*便秘、*異食症、起立性調節障害、*心悸亢進、情動性不整脈、*神経性頻尿、*夜尿症、*遺尿症、*頭痛、片頭痛、*めまい、*乗物酔い、*チック、*心因性けいれん、*意識障害、*視力障害、*聴力障害、*運動麻痺、バセドウ病、糖尿病、愛情遮断性小人症、肥満症、アトピー性皮膚炎、慢性じんましん、円形脱毛症、*抜毛、*夜驚症、*吃音、*心因性発熱など。

7, 皮膚科領域

慢性じんましん、アトピー性皮膚炎、円形脱毛症、汎発性脱毛症、多汗症、接触皮膚炎、日光皮膚炎、湿疹、皮膚掻痒症（陰部、肛囲、外耳道など）、血管神経性浮腫、尋常性白斑、扁平および尋常性疣贅など。

8, **外科領域**

腹部手術後愁訴(いわゆる腸管癒着症、ダンピング症候群その他)、頻回手術症、形成術後神経症など。

9, **整形外科領域**

慢性関節リウマチ、*全身性筋痛症、結合織炎（節硬結）、腰痛症、*背痛、多発関節痛、*肩こり、頸腕症候群、外傷性頸部症候群(いわゆるむち打ち症を含む)、痛風、ほかの*慢性疼痛性疾患など。

10. **泌尿・生殖器系**

*夜尿症、*遺尿症、*神経性頻尿(過敏性膀胱)、*心因性尿閉、遊走腎、*心因性インポテンス、前立腺症、尿道症候群など。

11. **産婦人科領域**

更年期障害、機能性子宮出血、*婦人自律神経失調症、*術後不定愁訴、月経痛、月経前症候群、月経異常、続発性無月経、卵巣欠落症候群、卵巣機能低下、老人性腟炎、慢性附属器炎、攣縮性パラメトロパティー、骨盤うっ血、不妊症(卵管攣縮、無排卵周期症を含む)、外陰潰瘍、外陰掻痒症、性交痛、性交不能、腟痛、外陰部痛、外陰部異常感、帯下、不感症、腟けいれん、流産、早産、妊娠悪阻、微弱陣痛、過強陣痛、産痛、軟産道強靱、乳汁分泌不全、*マタニティーブルーなど。

12. **眼科領域**

中心性漿液性脈絡網膜症、原発性緑内障、*眼精疲労、*本態性眼瞼けいれん、*視力低下、*視野狭窄、飛蚊症、*眼痛など。

13. **耳鼻咽喉科領域**

*耳鳴、眩暈症(メニエール病、動揺病)、*心因性難聴、アレルギー性鼻炎、慢性副鼻腔炎、*嗅覚障害、*頭重、*頭痛、口内炎、*咽喉頭異常感症、*嗄声、*心因性失声症、*吃音など。

14. **歯科、口腔外科領域**

顎関節症、牙関緊急症、口腔乾燥症、三叉神経痛、舌咽神経痛、ある種の口内炎(アフタ性および更年期性)、*特発性舌痛症、*義歯不適応症、*補綴後神経症、*口腔・咽頭過敏症、頻回手術症など。

---

*一過性の心身反応、発達の未分化による心身症状（反応）および神経症の場合も含まれる。　（日本心身医学会より）

# 目　次

## 第二章 心療内科で扱う病気

## 第三章　医学生および臨床家のために

# 第一章　心療内科とは

# 心療内科とは

心療内科は、主として心身症の診断と治療を行うところです。以前、「心療内科医・涼子」というテレビドラマが放映され、皆さんも覚えていらっしゃると思います。このドラマのことは後ほど少し触れたいと思いますが、心身症という言葉は正しく理解されていないように思います。そこで、まず心身症とはどういうものかということを少し述べておきます。「刊行にあたって」のところで述べたように、心身症とは、ストレス反応として表現される頭痛や胃痛などの身体症状を考えています。viiiページに示したように、腹痛や下痢などもその範ちゅうに入ります。また、心身症がよくみられる内科系の病気として十二指腸潰瘍、気管支喘息、過換気症候群、本態性高血圧症、拒食症、過食症などがあげられます。

ストレス反応として表現されるという言い方は難しいので、少し説明させてください。ヒトにとって、ストレスとはなにを意味するのでしょうか？　おそらく読者の皆さんは、男性であれば職場の人間関係や仕事上の難問題をストレスと感じ、女性であれば姑さんとの人間関係やよく話題にされる失楽園のような愛情関係をストレスと感じると思います。またそのほかのストレスとしては、肉親の死や離婚や大きな事故などがあげられると思います。それらはすべて正解です。人生におけるできごとは、結婚のようにおめでたいことも含めて、すべてヒトにとってはストレスということもいえます。さらに日常的に起きている小さなたわいもないいらだちごと、たとえば朝でかけるときに奥さんと交わした気にいらない言葉などが、ストレスとなっているのです。

またストレスを研究している専門家は、ヒトというものはシステムやネットワークを形成しているもので、このシステムやネットワークに少しでも影響を与える可能性のあるもの、それは刺激と呼ばれたり、変化や反応と呼ばれたりするものですが、それらすべてをストレスと評価しています。そしてこの話の延長として、通常ストレスというものはヒトの外部からの刺激や反応を意味していることが多いようですが、実はヒトの内部の身体的、心理的変化や反応もストレスということができます。今まで申し上げたすべてがヒトにとってのストレスということになります。以上のことより、ときにストレスに対してのヒトのストレス反応がまた新たなストレス源となることもありうるわけです。

さて、心身症の話に戻りましょう。ヒトのストレス反応としては、先にも述べたごとく頭痛や胃痛などの身体症状、不安やうつなどの精神症状、さらにアルコールやたばこの量が増えるなどの行動上の変化（これを行動化と言っています）の三つがあります。そして、ストレスにともなって頭痛などの身体症状がみられるときに、ストレス反応として頭痛という形で表現されているというのです。

一九九一年に、日本心身医学会の教育研修委員会（現在は私も委員になっていますが）は「心身医学の新しい診療指針」を作り、その中に新しい心身症の定義を発表しています。その定義は少し硬い表現ですが、「心身症とは身体疾患の中で、その発症や経過に心理社会的因子が密接に関与し、器質的ないし機能的障害が認められる病態をいう。ただし神経症やうつ病など、ほかの精神障害にともなう身体障害は除外する」というものです。ここでいう心理社会的因子とは、ストレスという言葉に換えるとわかりやすいかもしれません。また、器質的障害とは十二指腸潰瘍のように、十二指腸に潰瘍が実際にできているようなものを意味し、機能的障害とは筋緊張性頭痛のようにストレスによって頭痛や肩こりが生じるが、現在の医学的検査（血液検査やX線検査など）では特に異常の認められないものをいいます。

さて、この心身症の定義では、神経症やうつ病などを除外していますが、心身症と神経症やうつ病の区別はそれほどやさしくないのです。詳しいことは本論をお読みください。

今までに心療内科と心身医学について少し述べてきましたが、心身医学の歴史のうえで大きな貢献をしてくれた研究者の中からごく最近の方を三名だけあげて紹介しておきたいと思います。その三名は、ウィーンのフロイトとロシアのパブロフ、さらにアメリカのワトソンです。

ウィーンのフロイトは、若い女性患者のコップの水が飲めないという症状を、催眠下において治療しました。催眠下の彼女の幼児期の回想によると、彼女は犬が嫌いであったのに、家政婦がペットの小犬に彼女のコップで水を飲ませていたことが心理的葛藤となっていたことが明らかとなりました。そして、彼女は、過去の心理的葛藤を催眠下で告白することにより、コップの水が飲めないという症状は消失したのです。その後、フロイトはこの方法に自由連想法あるいは告白療法と名づけ、さらに発展させて精神分析としての体系をつくったのです。

次にロシアの生理学者パブロフは、犬に肉を与えると唾液が分泌されるという無条件反射(生理的反射)に、肉を与える前に必ずブザーの音を聞かせるという操作を何回か続けると、そのうちブザーの音を聞いただけで唾液が分泌されるという、つまり条件反射（条件づけ反射）が成立するという実験に成功しました。そしてパブロフは、生物および人間の行動は、すべて条件反射と無条件反射によって説明がつくとし、これを条件反射学説と名づけたのです。このパブロフの条件反射学説は、後にアメリカの心理学者ワトソンの行動主義心理学と結びついて、条件反射を原理とする行動療法の基礎になっていったのです。

この精神分析と条件反射がその後の心身医学の理論的基礎をつくることになったのですが、フロイトの精神分析はヨーロッパにおいて必ずしも正当に評価されず、アメリカにおいて受け入れられ、心身医学の発展に貢献したのです。そして精神分析そのものも、その後にヨーロッパへ逆輸入されて現在に至っています。

さて、アメリカの行動主義心理学者ワトソンの名は前述しましたが、この精神分析と条件反射に次いで三番目に登場したのが行動療法というものです。次にその行動療法の歴史的ことがらの一部を紹介しておきます。

ワトソンは、心身症や神経症は誤った条件反射によって形成されたものだから、条件反射学説を利用することによって、それらをつくることが可能だと考えました。

そしてワトソンはアルバートいう一歳の男の子に、白い毛皮のノイローゼを発症させることにしました。倫理的には問題がありますが、ここではそのことは省略して先へ進みます。

まずアルバートに白いウサギを見せます。するとアルバートはそのウサギに近寄ろうとします。そのときに後ろで、大きな音をたてて驚かせます。アルバートはもちろん大変驚いて立ち止まります。また、次の日に同じことを繰り返し行います。そのうちにアルバートは、初めは近寄っていった白いウサギから逃げるようになったのです。

次に、同じ方法で白いネズミに対しても逃げるようになりました。さらに白い毛皮を見せて同じ実験をしました。その結果、アルバートはどんな動物でもその毛皮が白であればあとずさりをして、恐怖反応を示すようになりました。次にワトソンの弟子のジョーンズという学者は、白いネズミに対して恐怖を示すピーターという子どもを見つけ出して、この子の恐怖反応を治療しました。その方法は脱条件づけ、あるいは脱感作療法といわれるものです。ピーターに白いネズミを見せると逃げようとします。そこでピーターにアメ玉を一個あげると、ピーターはとどまります。次の日には白いネズミを見せてアメ玉を二個与えました。その次の日はアメ玉を二個与えて、さらにピーターを膝の上に抱いてやります。そして次の日はアメ玉を二個与えて膝の上に抱いてやり、さらに頭をなでてやりました。こういうことをしているうちに、ピーターはだんだんなれてきて、白いネズミを見せても逃げなくなりました。

仕上げとしてジョーンズは、ピーターの友だちで白いネズミを怖がらない子どもが白いネズミに近づくのを見せました。ピーターはその子どもといっしょになって白いネズミと遊ぶようになり、まったく恐怖を示さなくなりました。

この治療法は行動療法の中に入ります。さらにその後、バイオフィードバック療法、ゲシュタルト療法、森田療法、交流分析など新しい治療法が開発されてきています。

最後に、以前放映されたテレビドラマ「心療内科医・涼子」（平成九年十月〜十二月に毎週連続一〇回放映された）について少し触れておきます。番組は内容が精神科的で、現実の「心療内科」とは大きく異なった世界であるという批判が強くありました。制作に協力した心療内科医は、「現代のストレス社会における心身両面にわたる負荷は、単に心身症の形だけで現われるものではない。正常な精神機能を有しているはずのごく普通の人たちの心や身体をむしばみ、身体疾患のみならず、原因の特定できない不定愁訴、あるいは食行動や性行動、消費行動といった日常的な行動の障害をもたらすこともあるのではないだろうか。こうした病気にかかってしまったとき、どうしたらよいのだろうか。内科領域であれ、精神科領域であれ、また、いずれにも分類できないような複雑な病であっても、医師側の理屈だけで患者を選別することなく、病む人を中心に人間そのものを診る医師像、このドラマで描こうとしたテーマは、そこにあった」と述べています。いろいろと多くのことを考えさせてくれるドラマであったことは間違いないようです。

（東京大学医学部附属病院心療内科科長・久保木富房）

# 心療内科の基礎知識

## 心身医学の歴史と発展

心身医学（psychosomatic medicine）という言葉と関連して Psychosomatisch（psychosomatic）という表現を最初に用いたのは、ドイツのハインロート（一八一八年）です。一九三〇～四〇年代に心身医学という学問としての体系が築かれました。

心身医学の歴史を振り返ると三つの時期にわけられます。

①第一の時期…神経症についての心身相関の研究とそれにもとづく診療がなされた時期。

②第二の時期…消化性潰瘍、気管支喘息、緊張型頭痛など、その発症や経過に心理・社会的因子が密接に関連している身体疾患、いわゆる心身症が研究や診療の対象になった時期。

③第三の時期（現在）…心身医学の対象は神経症や心身症といった特定の疾患に限定されるべきではないという主張のもとに、臨床各科の疾患一般について、心身両面から統合的、総合的に病状をとらえ、全人的医療を行おうとしている時期。

専門的に細分化された身体医学は医学の発展をもたらしましたが、その反面身体偏重、臓器中心に傾き、人間不在の傾向を生ずるに至りました。心身医学は、このような従来の医学・医療のあり方に対する批判や反省のもとに、臨床医学の原点に立ち戻って、心身両面からの統合的な病状の理解と、病気よりも病人を中心とした全人的医療のあり方を目指すものです。

また時代の変遷にともなって疾病構造も大きく変化しつつあり、感染症が減少し、生活習慣病や慢性疾患が増加しつつあります。このような疾病は、長年にわたる生活習慣やライフ・スタイルのゆがみが大きく関与しており、心理・社会面の配慮が必要です。

Engel は、医学・医療モデルの考え方を、従来の病気中心の生物学的モデル（biomedical model）から、病人中心で、人間を身体的・心理的・社会的存在として理解しようとする生物的―心理的―社会的モデル（bio-psycho-social model）へと転換すべきであると主張しました。[1] さらに最近の高度医療技術の進歩、ターミナル・ケア、医療における quality of life（QOL＝生活の質）の重視なども考慮に入れた、生物的―心理的―社会的―倫理的（bio-psycho-socio-ethical）なアプローチが、現代の心身医学のあるべき姿とされています。[2]

次に心身症と同様に心身医学的アプローチが必要な場合を示します。[3]

**心身症と同様に心身医学的なアプローチが必要な場合**

①ＩＣＵ、ＣＣＵ、ＲＣＵなどの場でみられる精神症状ないし心理反応。
②慢性呼吸器疾患、慢性肝炎、慢性膵炎、慢性腎炎（人工透析を含む）など、慢性疾患の経過中にみられる心身症的反応。
③外科、整形外科、内科、小児科、産婦人科など、各科におけるリハビリテーションの心身医学的側面。
④手術前後（麻酔を含む）の心身医学的側面。
⑤分娩および分娩前後の心身医学的側面（無痛分娩を含む）。
⑥災害（外傷性）神経症、災害癖（事故多発者）、職業性頸肩腕症候群、振動病、過労死など。
⑦各種難病（膠原病、神経疾患その他を含む厚生省特定疾患など）、心身障害者（児）、ＡＩＤＳなどの特定感染症。
⑧癌、悪性腫瘍患者に対する医療、ケア。
⑨慢性疼痛の管理や処置。
⑩老年期の医療、ターミナル・ケア。
⑪臓器移植。
⑫人工臓器、代用臓器使用者。

⑬科学技術の進歩によるストレス性障害。
⑭心身症の周辺領域（軽症うつ病、仮面うつ病、身体症状を訴える神経症、境界例、身体病を持つ人格障害、詐病、虚偽性障害、医原性疾患、問題行動や習癖…登校拒否、家庭内暴力、学校内暴力、抜毛癖、拒食〈ミルク嫌いも含む〉など）。

（文献3より引用）

## 心身症について

### 心身症の定義

日本心身医学会の「心身医学の新しい指針[3]」では、「心身症とは身体疾患の中で、その発症や経過に心理・社会的因子が密接に関与し、器質的ないし機能的障害が認められる病態をいう。ただし神経症やうつ病など、ほかの精神障害にともなう身体症状は除外する」と定義されています。心身症は身体疾患であり、神経症やうつ病などにともなう身体症状を除外することが明記されています。これらの疾患を持つ患者の中で、右にあげた条件を満たす場合に心身症であるということになります。たとえば、胃潰瘍の患者のすべてが心身症であるわけではありません。胃潰瘍の患者の中で、その発症や経過に心理的な因子が密接に関与していることが明らかになってはじめて心身症であると診断されます。心身症は疾患名ではなく病態名なので、心身症として対応する必要のある疾患には、胃潰瘍（心身症）というように、括弧内に「心身症」と記載します。心身症がしばしばみられる内科領域の疾患を示します。

**心身症がしばしばみられる内科領域の疾患**

①呼吸器系…気管支喘息、過換気症候群。
②循環器系…本態性高血圧症、冠動脈疾患（狭心症、心筋梗塞）。
③消化器系…消化性潰瘍、過敏性腸症候群。
④内分泌・代謝系…糖尿病、甲状腺機能亢進症、摂食障害。
⑤神経・筋肉系…緊張型頭痛、片頭痛、痙性斜頸、書痙。

アメリカ精神医学会の「ＤＳＭ－Ⅳ[4]（精神疾患の診断・統計マニュアル第四版）」では、心身症は、次のように身体疾患に影響を与えている心理的要因に分類されています。

一、一般身体疾患（第三軸にコード番号をつけて記録される）が存在している。
二、心理的要因が、以下のうち一つの形で一般身体疾患に好ましくない影響を与えている。

①その要因が一般身体疾患の経過に影響を与えており、その心理的要因と一般身体疾患の発現、悪化、または回復の遅れと密接な時間的関連があることで示されている。
②その要因が一般身体疾患の治療を妨げている。
③その要因が、その人の健康にさらに危険を生じている。
④ストレス関連性の生理学的反応が、一般身体疾患の症状を発現させ、またはそれを悪化させている。

心理的要因の内容にもとづいて名称を選ぶこと（二つ以上の要因が存在している場合には、もっとも顕著なものを示すこと）。


…［一般身体疾患を示すこと］に影響を与えている精神疾患（例＝心筋梗塞からの回復を遅らせている大うつ病性障害のような一軸障害）。

…［一般身体疾患を示すこと］に影響を与えている心理的症状（例＝手術からの回復を遅らせている抑うつ症状、喘息を悪化させている不安）。

…［一般身体疾患を示すこと］に影響を与えている人格傾向または対処様式（例＝手術の必要性に対する癌患者の病的否認、心循環器系疾患に関与している切迫した、敵対的な行動）。

…［一般身体疾患を示すこと］に影響を与えている不適切な保健行動（例＝食べ過ぎ、運動不足、危険

表１　心身医学的な診断

1.診断の手続き
　身体面…病歴、現症、検査所見
　心理社会面…面接による生活史の調査、周囲からの情報、行動観察、経過観察、心理テスト
　＊身体面、心理社会面からの情報を総合して病態を把握し、治療目標や治療方針を決定する
2.除外診断と積極診断
　除外診断…器質的疾患の精査、精神疾患の除外
　積極診断…心身相関の把握、特徴的な病像
3.治療的な診断

な性行為)。
：「一般身体疾患を示すこと」に影響を与えているストレス関連生理学的反応(例＝潰瘍、高血圧、不整脈、または緊張性頭痛のストレスによる悪化)。
：「一般身体疾患を示すこと」に影響を与えている、ほかのまたは特定不能の心理的要因(例＝対人関係的、文化的、または宗教的要因)。

(文献４より引用)

この診断基準では、なんらかの形で心理的要因が患者の身体疾患に好ましくない影響を与えている、と限定しています。「その要因が一般身体疾患の経過に影響を与えており、その心理的要因と一般身体疾患の発現、悪化、または回復の遅れとのあいだに密接な時間的関連があること」と時間的関連を重視しています。

表2　精神生理学的検査

| |
|---|
| (1)　マイクロバイブレーション（MV） |
| (2)　心電図 RR 間隔の変動係数（$CV_{RR}$） |
| (3)　表面筋電図 |
| (4)　指尖容積脈波 |
| (5)　皮膚電気活動 |
| (6)　脳の電気活動 |
| (7)　鏡映描写テスト（MDT） |
| (8)　そのほか |
| 精神神経内分泌検査 |
| 精神神経免疫学的検査 |

**心身医学的診断**[3]**（表1）**

心身医学的な診断の進め方としては、まず、問診による病歴聴取を行い、ついで、その内容を念頭におきながら、視診、触診、打診、聴診などを行って現症を把握し、その所見にもとづいて、必要な身体医学的検査、精神生理学的検査を行います。さらに心理・社会面からの情報を補足するために、心理検査や診断的面接を行います。最後に、それまでに得られた情報を総合して心身医学的な診断をくだし、さしあたっての治療方針を立てます。比較的よく用いられている精神生理学的検査を表2に、心理検査を表3に示します。

心身症は臨床検査でなんらかの異常所見が認められ、その病因として身体的因子と心理的因子がさまざまな割合で関与しているものです。心身症には以下にあげる特徴があります。[5]

①臨床各科の診療対象となっている身体疾患の中に

表3　心理テスト

(1)知能検査
　田中・ビネー知能検査
　WAIS（Wechsler Adult Intelligence Scale）
　簡易知能テスト…長谷川式簡易知的機能評価スケール
(2)性格検査
　①質問紙法
　　Y-G（矢田部―ギルフォード性格検査）
　　CMI（Cornell Medical Index）
　　MMPI（Minnesota Multiphasic Personality Inventory）
　　MAS（Manifest Anxiety Scale）
　　STAI（State-Trait Anxiety Inventory）
　　SDS（Self-rating Depression Scale）
　　POMS（Profile of Mood States）
　　TEG（東大式エゴグラム）
　②投影法
　　ロールシャッハテスト
　　P-Fスタディ（Picture Frustration Study）
　　SCT（Sentence Completion Test）
(3)精神作業能力検査

ある。

②臨床検査でなんらかの器質的または機能的な異常が認められる身体疾患である。

③その身体症状の消長がなんらかの心理・社会的因子の質的または量的変化がみられた時期とほぼ一致している。

④その身体症状による苦痛が極端に強くならない限り、日常行動に常識を超えるような異常は認められない（むしろ過剰な適応努力を払っているものが多い）。

⑤その身体症状の出現に関与している心理・社会的因子を比較的早期に適切に処理することができれば、

永続的な寛解（治癒）または再発の予防が可能となる（治療的診断が可能な）身体疾患である。

鑑別が必要な近縁疾患として、うつ病や神経症などがあります。

うつ病は近年、軽症化・身体化の傾向があり、身体症状が前面に現れる身体症状という仮面をかぶった「仮面うつ病」が増加しているといわれています。全身倦怠感、易疲労感、頭重感、肩こり、胸部圧迫感、食欲不振、体重減少、便秘、月経異常、性欲減退といった身体症状がみられた場合、器質的疾患を疑うことはもちろんですが、うつ病を疑うことも重要です。うつ病では「気分が沈む」といった抑うつ気分や不安・焦燥、「考えがまとまらない」、「なにをするにもおっくうだ」といった思考、行動、意欲の障害が認められます。

神経症の鑑別は必ずしも容易ではありません。器質的な障害（器官が変形を起こすまでになった障害）が認められる場合には心身症と診断できますが、機能的な障害にとどまる場合には、神経症の可能性も考えられます。心身症の多くでは、心理・社会的因子が主として自律神経系、内分泌系および免疫系などを介して、諸臓器を中心とした身体症状を呈しますが、神経症ではさまざまな器官をめぐる多彩な訴えが多いとされています。鑑別点を表4に示しますが、絶対的な指標にはなりません。アレキシサイミアはSifneosによって提唱された概念で、(6)自分の感情がどうであるのか気づかず、またそれを言語表現することができにくい状態を意味し、「失感情症」あるいは「失感情言語化症」と訳されています。心身症患者は概してアレキシサイミアの傾向が強いとされてきましたが、

表4　心身症と神経症の鑑別点

| | 心　身　症 | 神　経　症 |
|---|---|---|
| (従来の考え方) | | |
| 症状の種類 | 身体症状の比重が大きい。 | 精神症状の比重が大きい。 |
| 症状の性質 | 特定の器官に固定して、持続的に症状が現れる。 | 症状が多発し、一過性で移動しやすい。 |
| 障害の程度 | 機能障害にとどまらず、しばしば器質的障害をともなう。 | 機能障害。 |
| 原因、病状形成のメカニズム | 体質的、身体的な基盤があって、これに心理的因子 psychological factor、情動的因子 emotional factor が加わって生ずる。 | 心因性 psychogenic に生ずる。 |
| 治療 | 心身両面から総合的な治療を必要とする。 | 心理療法が中心。補助的に向精神薬を用いる。 |
| (新しい考え方) | | |
| 情動の認知 | (±)〜(−) | (3+)〜(+) |
| 情動の言語化 | (±)〜(−) | (3+)〜(+) |
| 社会適応 | 過剰適応が多い。 | 不適応が多い。 |

最近の研究では心身症に特異的であるといえなくなっています。

## 診察の仕方

### 病歴の取り方

一般の医療では身体疾患を発見するために、診察と種々の検査を重視しており、病歴の聴取が軽視される傾向があります。心療内科診療では病歴が患者を理解するためにとても重要であり、その後の治療過程にも大きな影響をおよぼすものであると考えています。

病歴には主訴、現病歴、既往歴、家族歴、生活歴という項目があります。受診理由、受診に至る経緯を聴くことや受療態度を観察することも必要です。大切なことはこれらの項目を別個にではなく、一連の流れの中で聴取することです。

さらに患者の話を治療者の頭で整理しながら聴くことも重要です。たとえばまず受診理由と主訴を聴き、その症状がいつどのように始まってどのように経過してきたか、その間本人の行動、思考、感情に変化がみられたか、そのころ本人にとってなにか重要なできごとがあったか、これまでどのような生活をしてきたのか、患者を取り巻く環境はどのようであるのか、家族は本人にどのように接してきたのか、本人が自分の症状をどのようにみているのかなど、主訴から広げていくように聴いていきます。このような病歴聴取を行うと、患者を断片的でなく、ことがらの関係性を含め、全体的に理解することができ、身体症状の発現と経過を患者の生活史の中でとらえることができるようになります。情報が不十分である場合には、その情報が得られなかった理由を考えながら、あとで聴取することになります。

### 治療方針の立て方

さまざまな治療技法が提唱されており、治療方針を立てる際にも、どの治療技法を用いるかを重視する傾向があります。しかし治療方針を立てるために重要なことは、どの治療技法を用いるかということよりも、病歴を聴取しながら「患者がなにを困っているのか」、「どうなりたいと思っているのか」、「短期的あるいは長期的になにが実現可能か」、「その目標を実現するために治療者はなにを提供あるいは手助けできるか」を治療者が的確に把握し、患者と共有することです。そこで治療者が提供できる、あるいは手助けできる方法が治療者が選択する治療技法になります。

## 治療法

心身医学的な治療を次に示します。

①一般内科ないし臨床各科の身体療法、②生活指導、③面接による心理療法（カウンセリング）、④

薬物療法（向精神薬、漢方など）、⑤ソーシャル・ケースワーク、⑥自律訓練法、⑦催眠療法、⑧精神分析療法、交流分析、⑨ゲシュタルト療法、⑩ロゴセラピー、⑪行動療法、バイオフィードバック療法、⑫認知療法、⑬家族療法、⑭箱庭療法、⑮作業療法、遊戯療法、⑯バイオエナジェスティックス療法（生体エネルギー療法）、⑰読書療法、⑱音楽療法、⑲集団療法、⑳バリント療法、㉑絶食療法、㉒東洋的療法（森田療法、内観療法、鍼灸療法、ヨーガ療法、禅的療法、気功法）、㉓神経ブロック療法、㉔温泉療法。

（文献3より引用）

この中で比較的よく用いられる治療について、以下に説明します。

**一般内科ないし臨床各科の身体療法**

心身症患者の治療には、心理療法とともに適切な身体療法を合わせて行います。心理的因子によって誘発された喘息発作でも、まず一般内科的な治療によって身体症状を改善させることが必要です。胃・十二指腸潰瘍の治療には抗潰瘍薬を投与します。神経性食欲不振症で著しい低栄養状態がみられる場合、経鼻腔栄養や点滴静注などの栄養補給法が優先されます。

### 生活指導

食事、睡眠、運動、飲酒や喫煙などの生活習慣は、各種の生活習慣病や慢性病の発症、持続、増悪と密接に関連します。生活習慣に問題がある場合には、それらが修正できるように指導・教育を行います。また、活動と休息のバランスに注意してもらうことも重要です。

### 一般心理療法

一般心理療法は、心療内科だけでなく一般医でも行うことができる心理療法であり、「受容」、「支持」、「保証」の三つの原則から成り立っています。「受容」とは、患者の訴えを傾聴してそのまま受け入れること、「支持」とは患者の気持ちを支えること、「保証」とは、病態のメカニズムを説明し、患者が持つ不安や緊張を和らげることです。

一般心理療法を行う治療者の条件として、以下に示す四点があげられています。(7) ①人間的な温かさを持っているが、患者の問題にあまり深く巻き込まれないだけの心理的な距離を保つことができる、②性格的に安定しているが、窮屈ではない、③患者の問題に十分な関心を持つが、それで不安定になったり、心が動揺したりはしない、④平静ではあるが、突き放した冷たさではない。

**薬物療法**（8、9、10、11）

有効な薬物療法を行うためには、患者が納得して服薬できるような工夫が必要です。そのためには、治療者が初期段階で診断、治療の見通し、薬物療法を行う理由、その主作用と副作用などについて説明することや、「今説明したことに対してなにかご意見やご質問があったら話してください」と患者の意見や質問を聞き、それを取り上げて話し合うことが大切です。薬物は治療者が患者に一方的に与えるものではなく、患者が治療に役立つものとして、主体的に利用するものです。

(a)抗不安薬

抗不安薬の主流はベンゾジアゼピン系薬物であり、種類と作用特性を表5に示します。ベンゾジアゼピン系薬物の臨床作用は、①抗不安作用、②鎮静・催眠作用、③筋弛緩作用、④抗けいれん作用、⑤抗うつ作用です。非ベンゾジアゼピン系抗不安薬であるタンドスピロンは一九九六年に発売され、抗不安作用と抗うつ作用を有しますが、ベンゾジアゼピン系薬物と異なり、鎮静・催眠作用、筋弛緩作用、抗けいれん作用はないとされています。

心身症や神経症には、抗不安薬による効果が期待できる症例とできない症例があります。一般に、急性で環境要因の関与が大きい場合には奏効しやすく、性格要因の関与が大きい場合には奏効しにくいとされています。

副作用の中で頻度の高いものとして筋弛緩作用や催眠作用による眠気、ふらつき、倦怠感、脱力感があります。消化器症状や、興奮・錯乱などの奇異反応がみられることがあります。重症筋無力症と急性狭隅角緑内障には禁忌です。

ベンゾジアゼピン系薬物には依存性があるため、慎重に用いることが肝要です。

抗不安薬は臨床作用のバランスが薬剤間で異なっています。したがって患者の病態に応じて、表5に示すように、作用特性、作用時間、代謝経路の違い（後述）によって種類と用量を調整すれば、単剤で適切な処方が可能です。

よく用いられる薬剤の特徴を以下に示します。

ジアゼパム（セルシン、ホリゾン）は抗不安作用、鎮静・催眠作用、筋弛緩作用、抗けいれん作用をバランスよく有しており、もっとも標準的な抗不安薬です。注射用製剤があり、急性不安発作、てんかんの重責発作、アルコール依存症の離脱症状にも有効です。

トフィソパム（グランダキシン）やクロチアゼパム（リーゼ）は副作用の出現率が低く用いやすい薬剤です。

エチゾラム（デパス）は抗不安作用、催眠・鎮静作用、筋弛緩作用が強く、抗うつ作用も認められます。筋緊張性頭痛などに有効であり、睡眠薬としても用いられます。

アルプラゾラム（ソラナックス、コンスタン）は、抗不安作用と抗うつ作用を有し、広く用いられています。不安障害であるパニック障害に優れた効果を示します。

表5　主な抗不安薬

| 抗不安作用 | 薬剤 一般名 | 薬剤 商品名 | 抗うつ作用 | 作用時間 | 一日量(mg) |
|---|---|---|---|---|---|
| 弱い | オキサゼパム | ハイロング | － | 短い | 20～90 |
| | オキサゾラム | セレナール | － | 短い | 30～60 |
| | トフィソパム* | グランダキシン | ± | 短い | 150 |
| 中等度 | クロルジアゼポキシド | コントロール、バランス | － | 長い | 20～60 |
| | ジアゼパム | セルシン、ホリゾン | ＋ | 長い | 4～20 |
| | メダゼパム | ノブリウム、レスミット | － | 長い | 10～30 |
| | クロチアゼパム | リーゼ | ＋ | 短い | 15～30 |
| | クロラゼプ酸二カリウム | メンドン | 2＋ | 長い | 9～30 |
| | プラゼパム | セダプラン | 2＋ | 長い | 30～60 |
| | フルジアゼパム | エリスパン | － | 長い | 2.25 |
| | アルプラゾラム | ソラナックス、コンスタン | 2＋ | 中間 | 1.2～2.4 |
| | メキサゾラム | メレックス | ＋ | 中間 | 1.5～3 |
| | フルタゾラム | コレミナール | 2＋ | 短い | 12 |
| | ロフラゼペート | メイラックス | ± | 長い | 2 |
| | タンドスピロン | セディール | 3＋ | 短い | 30～60 |
| 強い | クロキサゾラム | セパゾン、エナデール | ＋ | 長い | 3～12 |
| | ブロマゼパム | レキソタン、セニラン | ＋ | 中間 | 6～15 |
| | ロラゼパム | ワイパックス | ＋ | 中間 | 1～3 |
| | クロナゼパム** | リボトリール、ランドセン | ± | 長い | 2～6 |
| | エチゾラム | デパス | 2＋ | 短い | 1.5～3 |
| | フルトプラゼパム | レスタス | ＋ | 長い | 2～4 |

作用時間は血中半減期を基準にし、長い＝24時間以上、中間＝12～24時間、短い＝6時間以下とした。

＊分類上は自律神経調整薬　＊＊分類上は抗てんかん薬

オキサゼパム（ハイロング）とロラゼパム（ワイパックス）は、生体内で活性代謝物を生じることなくグルクロン酸抱合されて尿中に排泄されるために作用持続時間が短く、体内蓄積が起こりにくいので、高齢者や肝障害がみられる症例に用いやすいクスリです。

フルトプラゼパム（レスタス）やロフラゼペート（メイラックス）は生物学的半減期が長く、一日一回の投与が可能であり、コンプライアンスの問題が少なくなります。

(b)抗うつ薬

抗うつ薬の分類を表6に示します。第一世代はイミプラミン（トフラニール）をはじめとする三環系抗うつ薬です。第一世代の抗うつ薬は効果発現の遅さ、三五パーセント程度の無効例が存在すること、抗コリン性の副作用、自殺目的で過量服用時の心毒性などの問題点があります。これらの問題点を解決するために新しい抗うつ薬が開発されてきています。第二世代の抗うつ薬の登場以降、副作用や安全性の面では改良がみられますが、速効性や有効性の面での改良はまだ不十分です。

最近新しい抗うつ薬が注目されています。選択的セロトニン再取り込み阻害薬（selective serotonin reuptake inhibitor、以下ＳＳＲＩ）は、セロトニン（5−ＨＴ）に選択性の高い抗うつ薬です。フルボキサミン（デプロメール、ルボックス）が最近発売され、サートラリン、パロキセチンといったＳＳＲＩは海外ではすでに使用されており、国内での使用が待たれています。ＳＳＲＩは、うつ病だけでなく、パニック障害、強迫性障害、摂食障害などの治療にも有効です。今後発売される予定

### 表6　主な抗うつ薬

| 分類 | | 一般名 | 商品名 | 1日量(mg) |
|---|---|---|---|---|
| 第一世代 | 三環系 | イミプラミン | トフラニール | 25〜200〜(300) |
| | | クロミプラミン | アナフラニール | 50〜100〜(225) |
| | | デシミプラミン | パートフラン | 50〜150〜(200) |
| | | トリミプラミン | スルモンチール | 50〜200〜(300) |
| | | アミトリプチリン | トリプタノール | 30〜150〜(300) |
| | | ノルトリプチリン | ノリトレン | 30〜75〜(150) |
| 第二世代 | | アモキサピン | アモキサン | 25〜150〜(300) |
| | | ロフェプラミン | アンプリット | 10〜150 |
| | | ドスレピン | プロチアデン | 75〜150 |
| | 四環系 | マプロチリン | ルジオミール | 30〜75 |
| | | ミアンセリン | テトラミド | 30〜60 |
| | | セチプチリン | テシプール | 3〜6 |
| | ほかの構造式 | トラゾドン | レスリン、デジレル | 75〜200 |
| 第三世代 | SSRI | フルボキサミン | デプロメール、ルボックス | 50〜150 |
| | | パロキセチン | パキシル | 10〜40 |
| 第四世代 | SNRI | ミルナシプラン | トレドミン | 30〜100 |
| その他 | | スルピリド | ドグマチール、アビリット | 150〜300 |
| MAO阻害薬 | | サフラジン | サフラ | 15〜30 |

表7　ベンゾジアゼピン系を主とした睡眠薬

| 作用時間 | 一般名 | 商品名 | 1日量(mg) | 半減期 |
|---|---|---|---|---|
| 長い | ハロキサゾラム | ソメリン | 5〜10 | 平均85時間 |
| | フルラゼパム | ダルメート、ベノジール | 10〜30 | 平均65時間 |
| 中間 | ニトラゼパム | ベンザリン、ネルボン | 5〜10 | 平均28時間 |
| | エスタゾラム | ユーロジン | 1〜4 | 平均24時間 |
| | ニメタゼパム | エリミン | 3〜5 | 21時間 |
| | フルニトラゼパム | ロヒプノール、サイレース | 0.5〜2 | 平均15時間 |
| 短い | 塩酸リルマザホン | リスミー | 1〜2 | 10時間 |
| | ロルメタゼパム | ロラメット、エバミール | 1〜2 | 10時間 |
| | ブロチゾラム | レンドルミン | 0.25 | 9.5時間 |
| | エチゾラム | デパス | 0.5〜3 | 6時間 |
| | ゾピクロン | アモバン | 7.5〜10 | 4.1時間 |
| | トリアゾラム | ハルシオン | 0.125〜0.25 | 平均4時間 |

の抗うつ薬として、セロトニン・ノルアドレナリン再取り込み阻害薬（serotonin noradrenaline reuptake inhibitor、以下SNRI）は、5−HTとノルアドレナリン両方の再取り込み阻害作用を示し、抗コリン作用がほとんどありません。可逆的モノアミン酸化酵素A阻害薬（reversible inhibitor of monoamine oxidase-A、以下RIMA）は、MAO−Aに選択的、可逆的な阻害作用を示します。

抗うつ薬の臨床作用には、①感情調整作用（抑うつ気分の解消）、②意欲亢進作用、③情動安定作用（不安・焦燥の除去）があります。抗うつ薬はうつ病の治療だけでなく、慢性疼痛、夜尿症、パニック障害、強迫性障害、神経性過食症などの治療にも有効であり、適応範囲が広がっています。

抗うつ薬の用い方については軽症うつ病の章を参照してください。

(c)睡眠薬

睡眠薬の主流はベンゾジアゼピン系です。表7にベンゾジアゼピン系を主とする睡眠薬の種類、成人経口投与量、半減期を示します。

睡眠薬は半減期によって、長時間型(数日間)、中間型(二十四時間前後)、短時間型(十二時間以下)にわけられています。

不眠は入眠障害、睡眠持続障害、熟眠障害に大別されます。どの睡眠薬を選ぶかは、患者の不眠症のパターンと睡眠薬の薬物動態を考慮に入れて行います。入眠障害を主とする場合には超短時間型あるいは短時間型を、睡眠持続障害や熟眠障害を主とする場合には中間型あるいは長時間型を投与します。

半減期の長い睡眠薬は、連用による効果の減弱が少なく、急に服薬を中断すると生じる不眠である反跳性不眠は起こりにくのですが、日中に眠気やふらつきなどが残る持ち越し効果が起こりやすく、高齢者や肝・腎障害患者で一層起こりやすくなります。

半減期の短い睡眠薬は、自然睡眠に近い睡眠が得られ、持ち越し効果が少ないのですが、連用により効果の減弱が起こりやすいために依存や耐性を形成しやすく、連用して急に中止すると反跳性不眠が起こりやすくなります。服薬前の記憶は障害されませんが、服薬後の記憶が障害される前向性健忘は、服薬量が多くなると起こりやすくなるといわれています。

**自律訓練法**

ドイツの精神医学者シュルツによって始められた、心身をリラックスさせ、心身の自律機能の回復をはかる治療法です。一定の言語公式を心の中で唱え、受動的注意集中を行い、段階的に習得します。

この治療法の基本である標準練習は、六段階の自己暗示公式(①四肢重感練習、②四肢温感練習、③心臓調整練習、④呼吸調整練習、⑤腹部温感練習、⑥額部涼感練習)で構成されています。この中で、はじめの二つ、手足の重感と温感の練習が重要です。一日二～三回、一回五～十分間練習します。だいたい三カ月から半年間で全公式が習得できます。標準練習のほかに、特殊練習として、黙想練習、自律性修正法、自律性中和法、空間感覚練習などがありますが、標準練習だけで相当の効果が得られます。心筋梗塞、胃潰瘍、コントロール困難な糖尿病の患者には用いることができません。

自律訓練法は、心身症や神経症にみられる不安・緊張にもとづく症状に効果があり、心身医学的治療の基本になる治療法です。健康な人でも、健康増進やストレス関連疾患の予防に役立ちます。

**精神分析療法**

フロイトが創始した心理療法です。最初は神経症を対象にしていましたが、現在ではもっと幅広く、さまざまな疾患に適用されています。精神分析では幼児期の不安や葛藤が無意識に抑圧されたものが病気の原因であり、病気の根底にある無意識の不安や葛藤を意識化（洞察）することによって症状が改善すると考えます。

フロイトは構造論において、心の表層から深層に向けて三つの領域を仮定し、それぞれを意識、前意識、無意識と区分しました。前意識は無意識よりも意識に近く、意識化しようと思えば可能な領域です。無意識は主に「抑圧」という防衛機制により、前意識―意識系に到達するのを拒まれた内容によって形成されています。

正式な精神分析療法では、週四～五回、一回五十分の面接を寝椅子を用いて行います。しかし、わが国では多くの場合、週一回五十分椅子に座り、対面法を用いる精神分析的精神療法が行われています。

患者は心に浮かんだ考え、感情、イメージをできるだけそのまま言葉にしていくという自由連想法を行うことを求められます。自由連想法によって、治療者に対して転移、すなわち患者が子ども時代に体験した重要な人物（多くの場合両親）に対する感情や態度が現在の人間関係の中に置き換えられ、反復再現される現象が起こります。治療者は、解釈を通して転移の吟味を行い、患者が無意識的背景を意識化できるように治療を進めます。治療目標は、このような過程を経て人格の構造的変化をもたらすことです。

**交流分析（Transactional Analysis、以下TA）**

エリック・バーンによって始められた、精神分析のエッセンスを優しく実用的にした行動パターン分析理論、治療法です。人間関係の中で行われているやりとりの特徴を分析することにより、人間関係を変えることを目的にし、個人療法以外に集団療法の形でも行われています。交流分析では次の四種類のアプローチを行います。

①構造分析…個人の心理的体制を自我心理学的な観点から三つにわけ、それぞれ親（Parent、以下P）、大人（Adult、以下A）、子ども（Child、以下C）と記号化します。Pには批判的なP（Critical Parent、以下CP）と養育的なP（Nurturing Parent、以下NP）があり、Cには自由なC（Free Child、以下FC）と順応したC（Adapted Child、以下AC）があります。構造分析はTAの基礎であり、「今ここ」での時点における、これらの自我状態のあり方に気づくことによって、感情、思考、行動（症状行動を含む）の自己統制を学ぶことを目的とします。

②交流パターン分析…対人関係における具体的やりとりを図式化し、集団内での分析、演習を通して、自分のまずい交流様式の改善をはかります。

③ゲーム分析…交流様式の中で、表と裏を含む二重構造のコミュニケーションが習慣化していて、最後に不快感情と非建設的な結末をもたらすものを〝ゲーム〟という概念でとらえます。自分のゲ

ームに気づき、それを止めるための自己訓練を行います。
④脚本分析…幼少時から条件づけられた非建設的なライフ・スタイル（脚本）に気づき、それを修正することを目的としています。
交流分析は臨床場面だけでなく、さまざまな状況における人間関係の改善のために用いられています。

**行動療法**

問題行動（症状）は不適切な学習によって身についたものであると考え、行動変容を目的として、学習理論にもとづき再学習する治療方法の体系です。行動療法における「行動」は、運動行動だけでなく、思考や感情などなんらかの形で具体的にとらえられた精神活動すべてを意味します。

行動療法の基本を以下に示します。[12] ①行動に焦点をあてている、②行動の変容を治療の目標にしている、③治療方法は対象になった行動ごとにそれぞれ検討される、④治療しやすいところから治療しやすいように治療を進める。

一言で言えば、実際になにかを体験しながら行う治療です。患者が今ここで、そのことに関してなにができているのか、どのように条件を整えれば治療が可能であるのか、という行動の見方が必要であり、その評価に合わせて、適切な技法を用いて治療を進めます。

行動療法における技法は、基礎になる学習理論により三つに分類されています。
①レスポンデント学習…系統的脱感作法、フラッディング法など。
②オペラント学習…オペラント強化法、嫌悪療法など。
③認知学習…モデリング技法、自己制御法、認知行動療法など。

**バイオフィードバック療法**

「普段は気づきにくい生体内の反応や変化を、医用工学の助けを借りて、光や音などの人間が知覚しやすい外部信号に置き換えてフィードバックし、道具的条件づけにより、その反応・変化を制御しようとするものである」と定義されています。用いられる生体の反応・変化として、筋電図、脳波、皮膚温、心拍、血圧、皮膚電気活動、呼吸抵抗などがあります。

適応疾患は、痙性斜頸、書痙、緊張型頭痛、高血圧、レイノー症状、片頭痛、不整脈などがあり、リラクセーションを目的としても用いられます。

**認知療法**

認知療法は、一九六〇年代に米国の精神分析家Beckによって考案された認知行動療法に含まれる治療法です。(13) 最初はうつ病の治療法として、多くの実証研究によってその効果が立証されて注目を浴び、その後不安障害、摂食障害、疼痛性障害、人格障害、ストレスマネージメントなど幅広い分野で活用されています。

認知行動療法では、思考、イメージ、ものの考え方などの認知的活動が行動の変容におよぼす意味を重視しています。

認知行動療法は、①認知的活動が行動に影響をおよぼす、②認知的活動は自己観察と変容が可能である、③望ましい行動の変容は認知的変容によって影響を受けうる、という三つの基本的仮説を共有すると定義されています[14]。

認知療法の基礎には、「個人は、自分の周囲の世界、自分自身、自分の未来の可能性をありのままに客観的にではなく、その人なりの主観的フィルターを通して解釈しており、それが、感情や行動に影響を与える」という前提があります。われわれは通常このような解釈を、現実とかけ離れずに柔軟に行っています。

しかし、非適応的・非機能的解釈が習慣化し、固定化した場合、感情や行動に悪影響をおよぼすようになり、種々の障害が生じます。認知療法では、障害における症状は、個人の生育史の中で形成された思考様式にもとづく非適応的・非機能的解釈によって維持されていると考えられています。治療者は患者と協力して、患者が自己観察によって自分の認知に気づき、それをできるだけ客観的に評価し、修正することを援助することによって治療を行います。

**家族療法**

現在、家族を一つのシステムとみなし、全体としての家族（family as a whole）を扱うシステム論的家族療法が主流になっています。システム論的家族療法では、家族成員は相互に関係しながら機能しており、個人の症状はその相互作用の一側面であると理解されているため、患者はＩＰ（identified patient）とみなされます。治療者は、個人の症状や問題行動に直接働きかけるのではなく、家族が機能不全に陥っている家族成員同士の情緒的、あるいは行動によるコミュニケーションのパターンに気づき、それを変化させることによって家族の機能を回復することを援助します。その結果、個人の症状や問題行動が改善します。

心療内科領域では、摂食障害などの思春期・青年期の心身症例に対する適用が中心ですが、今後の発展が期待されています。

**絶食療法**

古来より修行法あるいは民間療法として支持されてきた断食の効果を現代医学の見地から研究し、治療法として確立したのが絶食療法です。身体を調整し、心の状態を整える治療法です。標準的な方法は東北大方式(15)と呼ばれ、概要を表8に示します。十日間の完全絶食期と五日間の復

表8　絶食療法の概要

| 入院 | | 絶食療法期間 | 退院 | |
|---|---|---|---|---|
| 外来観察 | 準備期 | 絶食期(10日間)復食期(5日間) | 回復期 | 外来観察 |
| 心身両面の診察・検査<br>適応症の検討<br>動機づけ<br>オリエンテーション | | 心身両面の診察・検査（尿ケトン体）、個室隔離・娯楽物禁止・終日安静臥床<br>点滴実施（絶食期のみ）・飲料水自由<br>服薬中止（原則的）<br>内観法・交流分析による自己洞察<br>（絶食期後半より実施）、<br>日記指導・読書療法の併用 | 心身両面の診察・検査<br>社会復帰の準備 | |

食期からなります。

奏功機序は、絶食による代謝性ストレスが生体のホメオスターシス（復元）作用を正常化すること、社会的隔離により、心理的退行と被暗示性の亢進が起こり、治療者の働きかけが容易になり、自己洞察が深まることであると考えられています。

過敏性腸症候群、軽症糖尿病、単純性肥満、高血圧症、頭痛、過換気症候群、気管支喘息などの身体疾患、各種神経症やうつ状態などの精神疾患に有効性が認められています。しかし、十日間の絶食状態は、生体にとって強力なストレスであり、消化管出血、不整脈、肝障害、腎障害、低血糖などが起こることがあります。また、幻覚、妄想、うつ状態、軽躁状態などの精神症状が起こることがあります。したがって、重症の器質的疾患、精神分裂病や躁うつ病を有する患者に施行することはできません。

**森田療法**

森田正馬《もりたまさたけ》によって一九二〇年代に確立された心理療法です。当初は森田神経質症者の治療に適用されていましたが、最近では森田療法の理論で発症や経過が理解される疾患に対しても適用されています。

森田神経質症者は、元来内向的で完全欲が強く、些細なことを気にする性格素質(ヒポコンドリー基調)の人で、なんらかの偶発的な体験をきっかけに、自己の心理生理現象に注意を集中し、その感覚が鋭敏になり、注意がますますその方向に固定していくことになります(精神交互作用)。

森田はこのような神経質的なとらわれから抜け出すには、「あるがまま」の生活態度を養うこと、すなわち現実をありのままに受け入れ、実際の行動を通して目的本位の生活をするようになることが必要であると考えました。

森田療法は、原法は入院治療で、四〜七日間の絶対臥褥期と二〜四週間の作業療法期からなります。変法である外来森田療法では、読書療法や日記を用いて原法を生かした治療を行います。

(北海道大学医学部附属病院総合診療部・佐々木　直)

# 患者さんへのオリエンテーション

## ストレスと病気

現代社会は、技術革新、国際化、高齢化、バブルの崩壊による深刻な不況など多くの難問に直面しており、私たちはまさに一億総ストレス時代に生きているといっても過言ではないでしょう。ストレスは、さまざまな形で人間に影響をおよぼしています。自分はまったくストレスがないという人でも、自分で気づいていないだけで、実は多くのストレスを抱えているかもしれません。多くのストレスに関するアンケート調査では、約六〇パーセントの人がストレスを感じているという結果が出ています。

そこで、ストレスがかかった場合どのような変化が現れるかを考えてみましょう。図1に示したように、ストレスによる反応は、行動反応、心理反応、身体反応の三方向に現れます。

行動反応とは、それまでの生活行動様式がストレスの影響を受けて変化していくことをいいます。つまり、ストレスを受けたことによって、たばこやアルコールの量が増える、食べすぎる、刺激物を好むなどの食行動や嗜好品が変化したり、時間に追われて余裕がなくなるなど行動様式が変化し

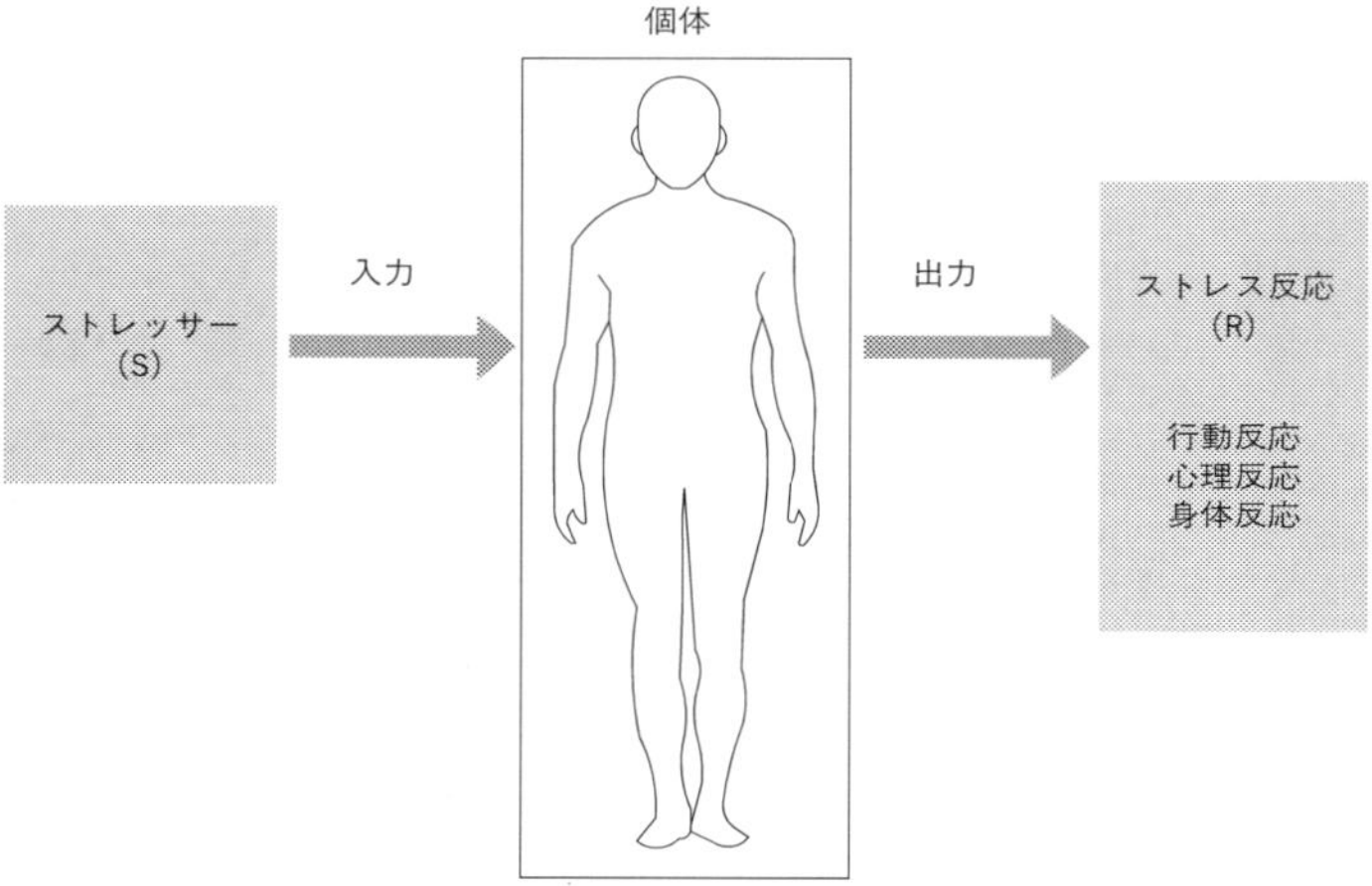


図１　ストレス反応の現れ方

たりします。

心理反応とは、ストレスの影響により心理的な変化が生じることをいい、不安、抑うつ、緊張、過敏、焦燥、混乱などが現れます。一時的なショックである場合は、時間がたてば次第に回復し、もとの健康な状態に戻ります。しかし、ストレスが過剰であったり慢性的に長期間続いたりすると、精神症状として固定し、たとえば「神経症」や「うつ状態」などの病的な状態に陥ることもあります。

身体反応とは、ストレスによる影響が種々の身体症状として現れる場合をいい、たとえばストレス潰瘍のように器質的変化が生じる場合と、単に胃が痛むという機能的な症状だけの場合があります。両者の区別は必ずしも明確ではありませんが、最初は機能的変化であったものが適切に対処されずにいると、しだいに増悪して器質的病変に移行すると考えられています。

心療内科で診療する主な病気は、身体反応としてストレスの影響が身体に現れた病気ということができます。しかし、ストレスで不健康なライフスタイルになり、その結果二次的になんらかの病気になった場合も含めるとほとんどの生活習慣病が対象となります。

## 心療内科へのかかり方

平成八年に、ようやく「心療内科」が正式に標傍科として認可されました。今後、「心療内科」を標傍する病院、医院が増えてくると考えられますが、それでは「心療内科」とはどういう科であるかを振り返ってみましょう。心療内科の名称の由来は、身体的治療に加えて「心理療法をする内科」ということで、心身両面からの全人的医療を目指しています。ところが、最近では日本医学会総会でも全人的医療がメインテーマとして取り上げられ、どの臨床科でも全人的医療を目指すようになってきており、患者さんにとって望ましい医療環境が整備されつつあります。

心療内科の主な対象疾患は、心理・社会的因子（ストレス）の影響する身体疾患あるいは病態です。けれども、実際には神経症やうつ状態で身体症状を訴える患者さんも診療しており、いくぶん精神科と重複するところもあるというのが実状です。心療内科を訪れる患者さんは、身体的な症状のみならず心理的あるいは社会的な問題を抱えている場合が多いので、面接で話を聞くだけでも相応の時間がかかります。逆に、十分な時間をかけて話を聞くことが治療的意味を持っていますので、あまりたくさんの患者さんを一時に診ることができません。したがって予約制をとっている施設が多いので、はじめて受診する際には予約の確認をされるとよいでしょう。また、それまでかかっていた病院で行った検査と次の病院で同じような検査をすることがありますので、できればそれまでの経緯や検査結果を紹介状に書いてもらってから受診するのが、時間的にも医療経済的にも効率的です。受診を希望される方はまず電話で、紹介状や予約制の有無、初診の曜日・時間などをお問い合わせになるとよいと思います。

## 心療内科の検査法

### 面接

心療内科における診療の基本は面接です。面接とは、「ある目的を持った出会い」ということです。患者さんは、なにかの病気を治してほしい、苦しみを取り除いてほしい、あるいは気持ちをわかってほしいという動機で受診します。医師は、この病態を正確に診断しよう、この苦しみを治療しようという目的を持って臨みます。治療は患者さんと医師との共同作業ですから、なるべく患者さんは医師を信頼して、率直に話すようにしましょう。医師も誠意を持って診療にあたると同時に、患者さんに話しやすい環境を準備しましょう。カーテン越しに隣の患者さんの声が聞こえるような環境では、なかなか込み入った話がしづらいのは当然です。医師と患者の信頼関係を築くことは、どんな治療を行う際にも必要なことですが、特に心理的な治療では重要です。

**心理テスト**

心療内科や精神科、最近では内科や小児科などの診療科でも心理テストを行います。心理テストは、心理・性格のある一側面をより客観的に評価するようにつくられています。心理テストには、大きくわけて投影法と質問紙法があります。投影法の代表的なものは、ロールシャッハテストといって、インクのしみのような図形を見てなにに見えるかを答えるものです。その答えから、自分でも意識していない性格や潜在意識を探るものです。けれども、検査の施行や判定に時間を要しますので、臨床心理士のいる施設でないと実際は困難です。

質問紙法では、「あなたは○○ですか」という質問に対して、「はい・いいえ・どちらでもない」というような答えを選ぶものです。採点が簡単で、判定法も確立しているものが多いので、よく使われています。これらの心理テストは、診断や治療に役立てるものですから、率直に答えることが大切です。

次に比較的よく使用される心理テストをあげておきますので、参考にしてください。

［投影法］

ロールシャッハ・テスト……………左右対象なインクのしみという刺激に対する反応から人格特徴を把握しようとするもの。

ＰＦスタディ（絵画欲求不満テスト）……欲求不満場面の絵に対する反応から人格特徴を把握しようとするもの。

［質問紙法］

ＣＭＩ（Cornell Medical Index）……身体的・精神的自覚症から神経症傾向を判定しようとするもの。

ＹＧ（矢田部・ギルフォード性格検査）…情緒安定性、社会適応性、活動性などの因子から人格特性をとらえようとするもの。

ＴＥＧ（東大式エゴグラム）…………交流分析理論にもとづいて自我状態・行動パターンを把握しようとするもの。

ＳＤＳ（自己記入式抑うつ尺度）……うつ状態の程度を判定しようとするもの。

ＰＯＭＳ（気分調査表）………………六つの気分・感情尺度から感情状態を測定しようとするもの。

**ストレス負荷試験**

ストレスがどのくらい病気と関連しているかを調べるために、ストレス負荷試験を行うことがあります。たとえば、一〇〇〇引く一七という暗算をやってもらいます。九八三……九六六……というようにだんだん難しくなって混乱したり焦ったりします。このようなストレスがかかったときに、心拍や血圧がどのくらい変動するかを測定することでストレスの影響を調べることができます。

## 心療内科の治療法

心療内科での治療は、身体的な治療と心理的治療です。たとえば胃潰瘍には胃薬を、高血圧には降圧薬を処方しますが、同時に抱えているストレスや心理的葛藤にはなんらかの心理的治療を行います。

心理的治療法としては、一般心理療法、カウンセリング、精神分析、交流分析、行動療法、自律訓練法、箱庭療法、森田療法、認知療法など多くのものがあります。その中から患者さんの状態と主治医の技術的資源や医療環境によって最適の治療法が選択されることになります。そこでは、どのような治療目標に向かってどのような方法で治療を行っていくかを医師と患者さんのあいだでよく話し合っておくことが共同作業を円滑にするこつです。

心療内科独自の治療法というのはありませんが、いろいろな心理療法を患者さんの状態や治療目標に応じて適切に行っていくことを統合的な治療法と呼びます。自律訓練法で心身のリラックスをはかり、精神分析で心理的葛藤を克服し、交流分析で対人関係の改善をはかり、行動療法で悪癖となった種々の症状を修正していくというように、いくつかの治療法を組み合わせて行うこともあります。ややもすれば折衷的であるという批判を受けることもありますが、心療内科を訪れる患者さんは多彩な心身の症状を持っているために、単一の治療法では解決することが難しい場合が多いことがその理由です。

## 心療内科の薬物療法

心療内科でよく使う向精神薬は、抗不安薬、抗うつ薬、睡眠薬です。それぞれについて、簡単に説明します。

### 抗不安薬

不安、緊張などの精神症状や自律神経系の過敏な症状には、抗不安薬が有効です。したがって、心身症や神経症、そして身体疾患にともなう不安に対しては、第一選択薬といえます。最近では、副作用の少ないクスリが開発されてきましたので、以前ほど副作用について心配することは少なくなりました。副作用としては、眠気、倦怠感（だるさ）、ふらつき、脱力感などがあります。

## 抗うつ薬

気分の落ち込み、意欲の低下、食欲の低下、不眠などの症状に対しては、抗うつ薬が有効です。しかし、強い抗うつ薬（三環系抗うつ薬）では副作用が問題となりますから、必ず専門医に処方してもらいましょう。抗うつ薬の効果が現れるには、クスリの服用を始めてから二〜四週間かかりますが、副作用はすぐに現れますので患者さんの判断で勝手にやめないように注意しましょう。副作用としては、口渇、便秘、排尿障害、頻脈、眠気などがありますが、最近は副作用の少ない四環系抗うつ薬やセロトニン再取り込み阻害薬（ＳＳＲＩ）が開発されて、一般医にも使いやすくなっています。

## 睡眠薬

睡眠障害は、どんな疾患においても比較的よくみられる症状です。まず、患者さんの訴える不眠がどのような型の不眠であるかを考慮し、適切な睡眠薬を処方します。入眠困難（寝つきが悪い）、中途覚醒（夜間に目が覚める）、早朝覚醒（朝早く目が覚める）などのタイプに応じて、短時間作用型、長時間作用型の睡眠薬を処方します。

これらのクスリを処方する場合には、医師はその作用、副作用をよく説明し患者さんの同意を得ること、患者さんは医師の指示を守ってきちんと服用すること、服用した結果どんな変化があったかを率直に報告することが重要です。

（早稲田大学人間科学部・野村　忍）

# 心療内科と精神科

## はじめに

わが国の心療内科は内科領域において、心身医学的な研究、教育、診療を行うために設立されたものです。心療内科と精神科はそれぞれ独自の専門分野を持っていますが、両者ともに精神面・心理面を重視する点で共通の基盤を有しています。

本稿では、心療内科と精神科・神経科の相違点と共通点、相互に関連する領域であるコンサルテーション・リエゾン活動について述べます。

## 心療内科と精神科の相違点と共通点（1）

### 対象とする患者

心療内科における診療の対象は、主に本態性高血圧症、気管支喘息、消化性潰瘍、摂食障害、頭痛などの身体疾患で、「その発症や経過に心理・社会的因子が密接に関与し、器質的ないし機能的障害が認められる病態」である心身症患者です。また、身体症状を主とする神経症やうつ病、一般身体疾患の直接的な生理学的結果生じる精神症状を呈する患者、人格障害の一部も診療の対象になります。これらの疾患の患者は、精神科でも診療されており、重複する部分です。しかし、精神分裂病、重症うつ病、アルコール依存や薬物依存などの物質依存の患者は診療の対象としていません。

## 診断の方法

心療内科では身体症状を主とする患者を診療するので、まず身体面の十分な検査を行います。さらに身体症状の発症や経過に心理・社会的因子が密接に関与していることを明らかにするために、生活史の調査、行動観察、心理検査、精神生理学的検査などを行います。

精神科でも身体面の検査を行いますが、主に精神症状と問題行動を詳細に把握することや、その背景や成り立ちを明らかにすることによって診断します。

## 治療法

心療内科と精神科における治療法の相違点の一つは、身体的治療にあります。心身症は身体疾患であるため、治療には身体的治療が不可欠です。たとえば、心身症としての消化性潰瘍に対して、食事療法や抗潰瘍薬の投与を行います。さらに、発症や経過に関与する心理・社会的因子に働きかけるために、適切な心身医学的療法を行います。精神科では、身体的治療の比重は高くなく、向精神薬療法や各種精神科的治療法を行います。

ほかの相違点として、社会的治療（社会復帰を援助する治療）があります。精神科領域では、対人関係の障害や社会生活能力、あるいは作業能力の低下といった日常生活に支障が生じる患者が心療内科領域と比較して多いため、作業療法、社会生活技能訓練、デイケア、ナイトケアといった社会的治療を重視しています。

## コンサルテーション・リエゾン活動

近年、大学病院や総合病院の一般診療科において、コンサルテーション・リエゾン精神医学やコンサルテーション・リエゾン心身医学という形で、精神科医や心療内科医による全人的アプローチの援助活動が行われています。

コンサルテーションにおいて、コンサルタントは他科の医師の依頼に応じて、患者の精神状態や行動およびそれらに対する処置や治療方針について適切な助言を行います。コンサルタントは助言をしますが、それを採用するかどうかはコンサルテーションの依頼者（コンサルティー）に任されています。リエゾンには、連絡や連携という意味があります。精神科医や心療内科医が、他科の医療スタッフの一員として、定期的にカンファレンスに参加するなど一定の継続的な協力関係を持ち、一つの組織化された機構を通して、他科の医師、看護婦、ケースワーカーなどと連携し、予防的な側面からも各科の診療に協力します。この場合、患者の問題だけでなく、患者と家族の関係、患者と医療スタッフの関係、医療スタッフ間の相互関係などの患者をめぐるさまざまな関係を扱うことに重点が置かれます。コンサルテーションとリエゾンの違いは、比喩を用いて次のように述べられています。(2)

「コンサルテーションは火事が起こると呼ばれて消火に駆けつける消防士のような救助隊活動であるが、リエゾンには火事を防ぐための防火対策を実施し、市民教育を担当する消防検査官のような任務がある」

コンサルテーション・リエゾン活動を行う際の医療モデルとして、次の三つが考えられます。

一番目に合併症としての精神疾患を的確に判断し、助言する疾患中心モデル（illness centered）です。

二番目には、各科の「心身症」患者に対して、患者を病気を持つ人としてとらえる患者中心モデル（patient centered）です。

三番目には、患者、家族、医療スタッフ間で生じるさまざまな問題に対応する相互関係モデル（interrelationship centered）です。

コンサルテーション・リエゾン医は、次に示すようなさまざまな問題に対して、右記のモデルを用いて対応しますが、患者を医学的観点からだけでなく、力動精神医学的観点からも診断、評価することが必要です。力動精神医学とは、精神分析理論を基盤に、人間の精神現象を、生物・心理・社会的な諸力による因果関係の結果として了解することを方法論的な基礎とする精神医学です。(4)

**コンサルテーション・リエゾンの対象**

・身体疾患と合併した精神病、神経症、薬物（の副作用）およびそれらの既往があるとき。
・器質性および症状性精神障害。
・心身症。
・行動異常、不適応行動、問題行動など。
　過度の情緒反応、治療に非協力的、意欲の低下、訴えに相応する身体的障害が見当たらない、または、身体的所見が乏しい。

　院内での対人関係や管理上のトラブル。

　転科転院について、など。
・疾病によるストレスにさらされて（精神）症状の現れた場合。
・その他の診療問題。
　ICU、CCU、無菌室、人工透析、臨死患者、リハビリテーション、手術前後の精神医学的諸問題、自殺企図その他の自己破壊行動、詐病、虚偽性障害、ポリサージャリー。

・医療スタッフ側の不安。
・経済的、社会的問題など。

（文献3より引用）

（北海道大学医学部附属病院総合診療部・佐々木　直）

# 第二章　心療内科で扱う病気

# 気管支喘息

## 気管支喘息（以下喘息）とは？

喘息は、慢性的な気道炎症と可逆的な気道閉塞を特徴とし、子どもからおとなまで幅広く認められる疾患です。発作時にはしばしば「ヒューヒュー、ゼーゼー」という喘息特有の喘鳴が聞かれ、その息苦しさや窒息感は、本人にしかわからないつらさでしょう。喘息の本体といわれている慢性の気道炎症には、リンパ球・肥満細胞・好酸球など多くの炎症細胞が関与しています。これらの作用によって気道粘膜が慢性的に傷つけられた結果、さまざまな刺激物に対して気道が過敏性を形成し、あの苦しい発作が起こると考えられています。

喘息の有病率は、世界的に増加傾向にあります。日本でも成人の全人口の三～四パーセント、小児では四～五パーセント存在するといわれています。近年の報告では、小児期に発症するいわゆる小児喘息は喘息患者全体の約一一パーセントで、成人になってはじめて発症する人は全体の約七七パーセントということです。また小児喘息の既往があり、いったん治癒していたのが成人になってから再発するケースが、約四パーセントあるといわれています。

喘息が増加してきた理由は、いくつか考えられます。まず「アレルゲン」となる物質の増加です。科学の発達にともなって、私たちの生活は非常に便利で豊かになるとともに、身の回りにはさまざまな化学物質や食料品が次々と登場しました。日々このようなあらゆる物質にさらされていると、人の身体はこれらを「異物」として認識し、それを排除しようとしてさまざまなアレルギー反応を起こしやすくなります。また都会の大気汚染や喫煙の習慣は、それ自体がアレルゲンとなるほか、気道の炎症や気道過敏性を誘発します。さらに暖房装置、土のないアスファルトの地面、通気性の悪い密閉された建築構造など、日常の生活様式の中にも問題があります。こうしたことに加えて、現代人が避けられない心理的ストレスの増大も、喘息人口の増加に大きく関与していると思われます。

喘息には大きく分けて、三つのタイプがあります。アトピー型、感染型、混合型です。アトピー型というのはなんらかのアレルギー素因に起因するもので、小児喘息にもっとも多くみられるタイプです。アレルゲンとしては、ハウスダスト、ダニ、ペット、食物、真菌などさまざまなものがあり、これらにさらされることが発作や悪化の誘因となります。感染型というのは、アトピー素因がなく、感冒や肺炎などの気道感染をきっかけに発症するタイプです。このタイプの多くは中年以降に発症します。混合型は両者の混在する中間のタイプで、小児期から成人期まで幅広く存在します。

喘息のもっとも不幸な転帰は窒息死です。わが国の喘息による窒息死は、現在でも年間六〇〇〇人以上におよんでおり、現在もなお大きな問題となっています。窒息死の原因を探ると、残念なことに、きちんとした治療と自己管理を行っていたら未然に防げたケースが少なくありません。この不幸な転帰を招かないためにも、喘息の治療に心身両面からの全人的治療が必要であるといえます。

## 心身症としての喘息

喘息はその発症や治療経過において、心理社会的影響を非常に受けやすい疾患であるといわれています。すなわち喘息は、代表的なアレルギー性疾患であると同時に、代表的な心身症でもあるのです。喘息は遺伝的・先天的な素質や気質を基礎にしていますが、それに後天的な諸因子が加わって初めて発症すると考えられています。その後天的な諸因子の一つに、心理社会的因子があるのです。つまりさまざまな心理的ストレスを適切に処理できない状態が続くと、次第に中枢性に自律神経や内分泌系、免疫系に障害をきたし、ひいては喘息の発症準備状態が形成される、というわけです。

心身症としての気管支喘息の診断基準案なども次の通り検討されていて、喘息に対する心身医学的アプローチの重要性は、年々高まっています。

A、大基準（心身相関に関する項目）

一、発症に先行して生活上の困難、役割や人間関係での葛藤、過労、生活習慣（ライフスタイル）の変化などがみられる。

二、経過の中で症状の増悪時に一致して生活上の困難、役割や人間関係での葛藤、過労などがみられる。

三、心理療法（心理社会的側面への配慮を含めた環境調整、生活指導も含む）によって症状の改善がみられる。

四、ストレス面接やその他のストレス負荷などによって症状の再現がみられる。

五、予期不安、暗示による症状増悪が認められる（たとえば、クスリが手元にないことに気づいたときや退院前などに増悪する。不安のため頻回受診がみられたり、日常生活が制限されている。試験や仕事、特定の人に会う前など、特定の状況で発作が起こりやすいこと、など）。

B、小基準（喘息の発症経過に関係したストレスの発生、認知、対処行動、耐性、反応や結果などに関与する項目）

一、生育歴で親子関係に問題があり、安定した人間関係が保てない。

二、ストレスの認知の仕方に問題（アレキシサイミア、過剰反応など）がある。

三、性格傾向や対処行動に問題がある（たとえば、①自分の気持ちを抑え、周囲に合わせるなど過剰適応傾向がみられる、②几帳面で融通がきかず、強迫的で人に任せることができず、自分の負担を増す、③信頼して相談できる人がいない、④その他）。
四、療養態度に問題（医療不信、医療スタッフとのトラブル、指示が守れないなど）がある。
五、予後に対する悲観的構えがみられる。
六、心理テスト（CMI、PF、YG、TEG、CAI）などで、問題点が認められる。
七、身体所見（アストグラフ、肺機能、血液ガスなど）に比較して症状の訴えが多い。
八、十分量のステロイド剤を含む薬物を使用しても症状の改善がみられない（感染時を除く）。
九、疾病逃避や二次利得がみられる。
一〇、家庭などのくつろぎの場や有効なくつろぎの手段を持っていない。
十一、生きがい、趣味、友人との交流などがなく、QOLが低い。

診断基準
　確定例　1.　Aのうち二項目以上がみられる。
　　　　　2.　Aのうち一項目以上がみられ、かつBのうち三項目以上。
　疑い例　1.　Aのうち一項目と、Bのうち二項目以下がみられる。
　　　　　2.　Aのうち該当項目がなく、Bのうち四項目以上がみられる。

実際に喘息患者全体の六〜九割に、なんらかの形で心理社会的問題が関与しているといわれています。しかし患者さん自身は、自分の心理社会的問題に気づいていないことが少なくないので、治療者はしばしば身体的側面ばかりに注目してしまいがちです。結果として、熱心に治療してもその効果がなかなか上がらないとか、増悪する要因が不明のまま入退院を繰り返す、というようなことになります。そこで診療にあたっては、早期から心理的側面にも目を向けていく必要があります。

## 発症と治療経過に影響する心理社会的因子

### ライフサイクルとライフイベント

生涯を通じて、私たちはいくつかのライフサイクルを通過していきます。乳児期、学童期、思春期、青年期、老年期といったそれぞれのライフサイクルの中には、次に示すようにその時期に起こりやすいさまざまな発達課題やライフイベントがあります。

一、乳児期――基本的信頼感・安心感・基本的生活習慣（自律性）

母親との関係………愛情・スキンシップ不足、見捨てられ不安。

家庭の雰囲気………両親の不和・別居・離婚、病気・死亡、嫁姑の関係。

しつけ………………過干渉・過保護、放任、一貫性の欠如。

同胞との関係………弟妹の出生、親の愛情をめぐる葛藤。

二、学童期――社会的適応性の基礎（適格性）

家庭生活………両親との関係、母親不在・父親不在、両親の夫婦関係、しつけ。

学校生活………友人や教師との関係、学業成績、いじめ。
三、思春期・青年期――自我同一性・性的同一性の確立（主体性）
家庭生活………親からの自立（独立と依存の葛藤）。

学校生活………友人や教師との関係、学業成績、受験・進学、クラブ活動。

社会生活………恋愛、結婚、就職。
四、成人期・中年期――親密感、〝育み・世話〟
家庭生活………結婚、配偶者との関係、子どもの出生・育児、親の役割、子どもの独立、両親との関係、住居問題、単身赴任、共稼ぎ。

社会生活………就職、仕事内容と適性、出世競争、配転、昇進、上司・同僚・部下との関係、職場環境、通勤・勤務時間、転職、倒産・失業、地域社会の人々との関係。
五、老年期――統合感、〝英知〟
家庭生活………子どもの独立、配偶者の病気・死亡、近親者の病気・死亡。

社会生活………定年退職、経済的不安、役割喪失、生きがいの喪失。

こうしたライフサイクルの発達課題やライフイベントが心理的ストレッサーとなって、喘息の発症や経過に深くかかわってくる場合があります。たとえば両親の不和、同胞葛藤の問題、進学や就職、結婚、職場での役割の変化や対人関係の問題、定年退職、近親者との死別など、心理的ストレッサーには実にさまざまなものがあります。これらは必ずしも特殊な体験ではなく、程度の差こそあれ、多くは誰でも経験する内容でしょう。問題は心理的ストレスがあること自体でなく（ストレスは誰でもあるのです）、それらに対して自分がどのように受け止め、理解し、どう対処しているかということです。

**性格傾向・行動パターン**

ひと言で心身症といっても、すべてが同じ特徴を持つわけではありません。表1は、心身医学的に見て喘息を三タイプに分類したものです。

性格心身症型というのは、病態に性格的問題が関係しているタイプです。たとえば、人からなにかを頼まれると断れず、几帳面で完璧主義な人がいます。がまん強く、困ったときでも素直に他人に援助を求めずに、一人でがんばってしまう。ちょっとくらい体調が悪くても、無理をしてしまったり仕事を優先するあまり、通院を怠ったり入院を拒んだりということが起こりやすくなります。また些細なことにくよくよしたり、思い悩んでしまう傾向もあるようです。そのくせ自分の気持ちを抑えて（というよりも、自分の気持ちをうまく表現できない）周りに合わせようするので、ストレスをため込みやすい性格といえます。

表1　心身医学的にみた喘息のタイプ

| | 性格心身症型 | 神経症型 | 現実心身症型 |
|---|---|---|---|
| 頻度 | 約55パーセント | 約25パーセント | 約20パーセント |
| 背景 | 過剰な適応努力にもとづく心身疲労（認知の歪み） | 不安・不適応にともなうストレス | 現実的ストレスにもとづく心身の疲労 |
| 発症前の性格 | 未熟、受身的（強迫的） | 心気的・強迫的・神経症的 | 成熟・常識的 |
| 発作のきっかけ | 感染・アレルギー・生活様式の破綻 | 情動刺激・条件つけ・暗示 | 感染・アレルギー・過労 |
| 訴え | 症状の訴えが中心、発作をがまんする | 不安・症状の訴え | 身体的苦痛・精神的苦痛 |
| 発作の特徴 | 慢性持続型 | 発作型（ときに過呼吸合併） | 発作型（持続型） |
| 問題点の把握 | 比較的困難 | 容易 | 比較的容易 |
| 治療 | 認知のひずみや適応様式の修正 | 不安・葛藤の解決 | 心身相関の理解と生活様式の改善が容易 |

神経症型というのは、ほかの所見に比べて自覚症状が過剰で、心気的訴えや不安の訴えが目立つタイプです。発作で受診したら喘息発作ではなく、過換気発作だったということがしばしばあります。感情の変動や条件づけが、発作に関与していることが多くあります。

現実心身症型というのは、現実的ストレスによる疲労が関係しているタイプです。自分の心理的ストレスや問題点への気づきが早く、常識的で、治療にも積極的な人が多いようです。

このように、それぞれのタイプによって問題の焦点が異なってくるので、心身医学的アプローチもそれぞれに合った方法が選択されることになります。

## 発作の起こり方と受け止め方

喘息の発作は一見突然に起こるようにみえますが、実際にはなんらかの引き金があり、徐々に悪化し、ついには典型的な発作となっていく場合がほとんどです。この「引き金」とか「徐々に悪化していく過程」を、患者さん自身がどのように認識しているかということは、治療を進めるうえでとても大切な問題です。発作や悪化の背景に精神的な動揺をともなうようなできごとがなかったか、あるいは生活環境の中で肉体的、精神的ストレスをため込むような状況がなかったかなどを探ってみると、発作や悪化のパターンがみえてくることがあります。また、病気に対して非常に悲観的になっていたり、さまざまな不安症状をともなっている場合は、その背景にうつ病や神経症などの精神疾患が潜んでいる可能性もあります。病気に対する受け止め方は、患者さんの治療意欲や自己管理能力にも関係してくることなので、これを理解して適正な方向に修正していくことは、治療的に有効であると考えられます。

このような心因的要因が発作の直接的な引き金でなくても、発作の起こり方と受け止め方についての検討は必要です。たとえばアスピリン喘息の人が、不用意に解熱鎮痛剤を服用して大発作になるとか、重症の犬アレルギーを持つ患者さんが、医師に禁止されても犬を飼い続けてしょっちゅう発作を起こす、ということがあります。また、処方された治療薬をきちんと使用しないで、発作を起こしたときだけ病院に駆け込む人がいます。治療者がそのことを単に注意したりしかったりしても、患者さんは同じことを繰り返すでしょう。こうした問題行動を是正するためには、患者さんにそのような行動をさせる心理的背景はなにか、喘息をどのように受け止めているのか、ということにも注目していく必要があります。

## 心理テストの活用

心療内科において、患者さんの身体疾患の背景にある心理的問題を探る際に、しばしば活用されるのが心理テストです。心理テストには性格傾向をみるもの、気分や思考の状態をみるもの、行動パターンを見るものなど、いろいろな種類があります。ここでは特に喘息患者を対象に構成された、気管支喘息症状調査表（Comprehensive Asthma Inventory、以下ＣＡＩ）を紹介しましょう（図１）。

ＣＡＩは、呼吸器心身症研究会で開発された問診表で、一般医師にも活用しやすいように工夫されています。質問は喘息発作の起こり方や患者さんの受け止め方を問う内容で、喘息の病態に関与しているさまざまな心理的背景を、大まかに推定することができます。これによって、患者さんの喘息を治療するうえでの問題点を知る手がかりを得たり、適正な心身医学的アプローチを、ある程度選択したりすることができるというわけです。

| | | 答 | A | B | C | D | E | F | G | H | I | J |
|---|---|---|---|---|---|---|---|---|---|---|---|---|
| 12 | 発作がおこってくるといつも同じような経過をとることが多い。 | ?<br>Yes<br>No | ○ | ○ | △ | | | △ | | | | |
| 13 | 発作の時、誰かそばにいてくれる方が楽になる。 | ?<br>Yes<br>No | | | ○ | ○ | △ | △ | | | | |
| 14 | 発作がおこると、いっそ死んでしまいたいと思うことがある。 | ?<br>Yes<br>No | | | | | △ | | | ○ | △ | |
| 15 | 自分の喘息はなおらないのではないかと思うことが多い。 | ?<br>Yes<br>No | | △ | △ | | | | | ○ | △ | |
| 16 | 発作がおこらなくなるとほかのからだの症状がでてくることが多い。 | ?<br>Yes<br>No | | | | | ○ | △ | △ | | | |
| 17 | 何か新しいことを始めようとすると発作がおこってくるので、できなくなることが多い。 | ?<br>Yes<br>No | | △ | | | | ○ | | | △ | |
| 18 | 発作がおこらなくなるまでは、私は何もできないと諦めている。 | ?<br>Yes<br>No | | | | | △ | ○ | △ | △ | △ | |
| 19 | どうして自分だけこんな発作に苦しまなければならないのかと腹立たしく思うことが多い。 | ?<br>Yes<br>No | | | | | ○ | △ | △ | | △ | |
| 20 | 発作のおこり方と生活の仕方とは、関係があるように思う。 | ?<br>Yes<br>No | △ | | | | △ | | ○ | | | ○ |
| 21 | 息をはく時より、吸うときの方が苦しい。 | ?<br>Yes<br>No | | △ | ○ | △ | | | | △ | | |
| 22 | 発作の苦しみをみんなにわかってほしいと思いますか。 | ?<br>Yes<br>No | | | | ○ | ○ | | | △ | | |
| 得　　点 | | | | | | | | | | | | |
| | | | 16 | 19 | 17 | 7 | 23 | 17 | 10 | 7 | 5 | |
| 百　分　率 | | | | | | | | | | | | |

## 71　気管支喘息

ID ＿＿＿＿＿＿＿＿　氏名 ＿＿＿＿＿＿＿＿　＿＿＿＿歳　男/女

住所 ＿＿＿＿＿＿＿＿＿＿＿＿　Tel ＿＿＿＿＿＿　Score ＿＿＿＿%

下記の質問に“はい”yes、“いいえ”no、“どちらでもない”?に○をつけて下さい。

| | | 答 | A | B | C | D | E | F | G | H | I | J |
|---|---|---|---|---|---|---|---|---|---|---|---|---|
| 1 | 発作はだいたいきまった時間(それは　時)に起こってくることが多い。 | ? Yes No | ○ | ○ | △ | | △ | ○ | △ | | | |
| 2 | 発作はある曜日(それは　曜日)になるときまっておこってくる。 | ? Yes No | ○ | ○ | ○ | △ | △ | △ | △ | | | |
| 3 | 喘息薬が手元にないことに気づいただけでも発作がおこってくることがある。 | ? Yes No | △ | △ | ○ | ○ | | | | △ | | |
| 4 | 発作がおこってくる人をみると、自分も発作がおこってくることが多い。 | ? Yes No | | ○ | △ | | | | | | | |
| 5 | かつて発作のきっかけになったもの(動物･植物など)を見ただけでも発作のおこることがある。 | ? Yes No | ○ | ○ | △ | | | | | | | |
| 6 | 催し物(運動会・学芸会など)の前になるとよく発作がおこっていた。 | ? Yes No | ○ | ○ | ○ | | △ | ○ | | | | |
| 7 | 家を離れると(入院・旅行など)　発作がおこらないことが多い。 | ? Yes No | | | | | | | | | | |
| | かえってひどくなることが多い。 | ? Yes No | | | | | | | | | | |
| 8 | 朝、目を覚まし何かしようとすると発作がおこってくることが多い。 | ? Yes No | △ | △ | △ | | ○ | △ | ○ | | | |
| 9 | から咳(タンが出ない咳)が激しく、それに続いて発作がおこってくることが多い。 | ? Yes No | △ | △ | △ | | ○ | | | | | |
| 10 | ある感情(怒り、悲しみ，憎しみなど)を抑えている時発作がおこりやすい。 | ? Yes No | | | | | ○ | | △ | | | △ |
| 11 | 発作は、罰があたっておこるのではないかと思うことがある。 | ? Yes No | | △ | △ | | ○ | | △ | | | |

A : conditioning　B : suggestion　C : fear of expectation　D : dependency　E : frustration
F : flight into illness　G : distorted life habits　H : negative attitudes towards prognosis
I : decreased motivation towards therapy　J : lack of understanding of mind-body relationship

図 1　気管支喘息症状調査表 Comprehensive Asthma inventory (CAI)

## 生活環境やソーシャルサポート

喘息という病気は、患者さんばかりでなく、患者さんの家族や学校・職場の人々、友人など、周囲の人たちの理解と協力が非常に求められる疾患です。まず患者さんにとって、家庭生活や社会生活の環境が快適であるかどうかということを検討します。たとえばアトピー型喘息ではアレルゲンの回避は必須ですが、もし家庭にダニ・ハウスダスト・ペットなどのアレルゲンにさらされる環境があれば、当然喘息は改善されません。生活が不規則で年中睡眠不足だとか、仕事が忙しくて定期的な通院が困難であったりしても、喘息のコントロールはうまくいきません。

こうした物理的な生活環境の改善と同時に大切なことは、患者さんを精神的に支えてくれる周囲の人々（ソーシャルサポート）の存在です。まず病気に対して不安や無力感を抱いている患者さんにとって、家族の支えは必要不可欠です。しかし患者さんの家族の中には、発作が起きるとどうしていいかわからなくて慌ててしまう人もいます。発作は一般的に夜間から明け方に多いので、夜間診療に連れていく頻度が増すと疲労もたまり、ときには本人をうっとうしく思ってしまったり、負担に感じたりすることもあります。そこで治療者は、家族の苦労や不安についても取り上げ、サポートする必要があります。また家族にも喘息についての正しい知識と対処法を提供し、治療に積極的に協力してもらうことが大切でしょう。

学校や職場においても、喘息に対して理解と協力の得られていることが理想的です。喘息があるということで患者さんがさまざまな不利益を被ったり、卑屈になったりする環境は好ましくありません。患者さんのクオリティ・オブ・ライフ（ＱＯＬ＝生活の質）の向上にソーシャルサポートが果たす役割は、とても大きいと考えられます。

## 心身医学的治療(1)

では、実際に喘息の治療に心身医学的治療を取り入れるとはどういうことでしょうか？　それは、一般の内科で行う身体的治療に加えて、喘息をこれまで述べてきたような心理社会的見地からも検討し、修正していく作業を治療に取り入れていくということです。あたりまえのことですが、喘息という病態をもつ〝身体〟だけを治療するのでなく、患者さんという一人の〝人間〟と、その人の生活している環境全体が治療の対象となります。具体的な治療の進め方として、段階的心身医学療法（図2）という考え方がありますので、最後にその概略をご紹介しましょう。

### 第一段階　治療的な人間関係の確立、治療への動機づけ

どんな疾患でもそうですが、喘息のように年単位で治療を必要とする疾患は、特に医師と患者間の信頼関係が重要な鍵となっていきます。はじめに患者さんの訴えに十分に耳を傾け、診断のための適切な検査を行い、重症度、治療法などの見立てをします。患者さんは自分の病気がなにものな

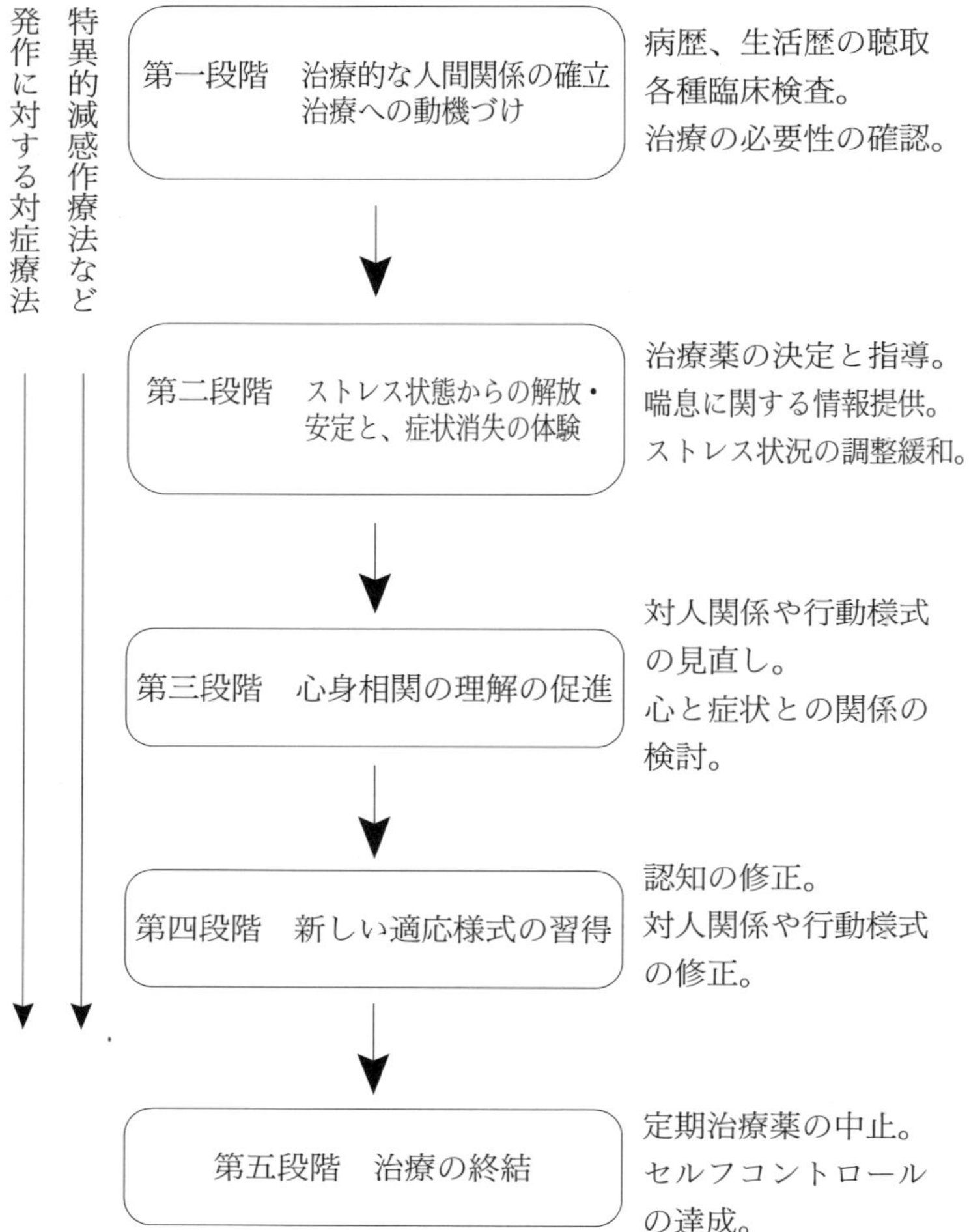
第五段階　治療の終結
セルフコントロール
の達成。


図２　気管支喘息の段階的心身医学的療法の過程

のか、この先どうなるのかととても不安に感じているのですから、検査を行う理由やその結果、治療の必要性については、患者さんにわかりやすく十分に説明するようにします。このコミュニケーションがすでに治療の第一歩であり、信頼関係に結びついていきます。

### 第二段階　ストレス状態からの解放・安定と、症状消失の体験

実際の治療は、まず喘息治療薬を中心とした身体的治療から始まります。当然ながら発作を起こしたときには、吸入や点滴などの適切な処置をします。ここでいきなり心理社会的な背景を探ろうとするのは不自然ですし、患者さんも抵抗を感じるでしょう。クスリを正しく使用し、ストレスから解放されることで、症状が改善していくのを身をもって体験すると、患者さんはおのずと治療の必要性と有効性を実感します。自律訓練法で心身のリラクセーションをはかるのも効果的です。そうした過程の中で、治療者は喘息についての正しい知識を患者さんに提供し、ときには教育的指導も行います。また喘息日記の記録は、患者さんが治療と症状の関係を理解するうえでも有効です。ただし、医師と患者の関係は、決して上下の関係ではありません。治療はあくまで両者の共同作業ですから、患者さんも疑問点や不安なことは、遠慮せずに医師に聞きましょう。

**第三段階　心身相関の理解の促進**

ある程度治療関係が安定したら、症状と心理社会的背景の関係について、具体的に取り上げていきます。前述した発作の起こり方と患者さんの受け止め方について、さまざまな角度から検討を進めます。ここでは患者さんみずからが、自分の症状と外的な状況との間にある関係性に気づくことが大切です。喘息日記に、その日にあったできごとや精神状態などを加えて記録してみるのも一つの方法です。この作業の中で、今まで意識下に抑圧していた感情や欲求に目を向けたり、これまでの対人関係や行動様式、思考パターンの問題点などを探っていくのです。ここで交流分析療法や精神分析、行動療法、絶食療法などを導入することもあります。

**第四段階　新しい適応様式の習得**

第三段階で検討した問題点を、一つ一つ適切なものに修正していく段階です。この段階は患者さんの治療意欲や自己管理力がより問われるところです。与えられたクスリを言われるままにもらって飲むだけというような、受け身の治療関係では治療は進みません。患者さんもその家族も積極的に問題に取り組むことによって、身体症状は出にくくなり、喘息のコントロールもぐっと安定していきます。

**第五段階　治療の終結**

喘息の治療は、最終的には患者さん自身が上手にセルフコントロールできるようになることが目標です。この段階は、セルフコントロールが達成されて発作もなくなり、定期治療薬も不要になった状態、すなわち最終的な目標点です。ここまでくれば、治療を終結することができます。

（小松川クリニック・櫻本美輪子）

# 本態性高血圧症

## 高血圧症の成因

高血圧症は日常臨床の場でもっとも多くみられる病態の一つで、人口の約二〇パーセントが罹患していると考えられています。高血圧症は、原因の明らかな二次性高血圧症と、原因のはっきりしない本態性高血圧症に分類されています。二次性高血圧症は、腎臓疾患や内分泌疾患などによる高血圧で全体の約五パーセントを占めるにすぎず、それ以外は本態性高血圧症がほとんどです。本態性高血圧症の成因としては、遺伝的体質的素因に加え、食塩の過量摂取、肥満、寒冷、そして心理社会的ストレスなどが影響して発症するという多因子説が考えられています。

## 高血圧の分類

表1に示す一九九三年のＷＨＯ／ＩＳＨ（世界保健機構／国際高血圧学会）の高血圧分類では、収縮期血圧が一四〇㎜Hg未満で、かつ拡張期血圧が九〇㎜Hg未満を正常血圧、それ以上を高血圧と定義しています。そして、血圧値により軽症、中等症から重症高血圧と区分しています。当然のことな

表 I　血圧値による高血圧の分類（WHO/ISH 分類）

| | 収縮期圧 (mmHg) | | 拡張期圧 (mmHg) |
|---|---|---|---|
| 正常血圧 | ＜140 | | ＜90 |
| 軽症高血圧　→ | 140～180 | かつ／または | 90～105 |
| そのうち境界域高血圧　→ | 140～160 | かつ／または | 90～95 |
| 中等症・重症高血圧*　→ | ≧180 | かつ／または | ≧105 |
| 収縮期高血圧　→ | ≧160 | かつ | ＜90 |
| そのうち境界域収縮期高血圧　→ | 140～160 | かつ | ＜90 |

*収縮期圧と拡張期圧の実測値自体がリスクの程度を示す。

が血圧値が上昇するにしたがって臓器障害のリスクが増大していきますので、臨床の場では血圧の測定値をもとに降圧治療が進められています。

血圧値は諸条件によって変動が大きいので、安静状態で測定することが原則です。病院で測定された血圧(外来随時血圧）は、一般に自宅で測定された血圧（家庭血圧）より高い傾向がありますので、最近では家庭血圧やホルター二十四時間血圧計などを参考にして治療方針を決定することが勧められています。特に、家庭血圧では正常で、病院で測定された血圧値が高いものを「白衣高血圧」と呼んでいます。

## 高血圧の治療計画

高血圧治療の目標は、単に血圧を下げるだけではなく、高血圧による心血管系の合併症を予防することにあります。したがって、血圧のコントロールと同時にほかの動脈硬化を促進する因子（たとえば、糖尿病、高脂血症、喫煙など）の管理も重要です。高血圧患者には、正常血圧に近い軽症例から緊急の治療を要する重症例まで幅広いので、個々の症例の病態を的確に把握して適切な治療を行う必要があります。

軽症から中等症の患者では、薬物治療を行う前にまず非薬物療法を指導します。これにより、軽症高血圧では二〇〜三〇パーセントの例で血圧が正常化するとされています。非薬物療法を二〜三カ月間行っても改善しない場合に、はじめて降圧剤による薬物治療を開始します。次に米国合同委員会の第五次勧告案（JNC-V）によるライフスタイルの改善を示します。

①禁煙。
②体重減少。
③節酒。
④運動。
⑤食塩制限。
⑥カリウムの摂取。
⑦脂肪の制限。
⑧リラックスなど。

## 高血圧の非薬物療法（ライフスタイルの改善）

### 禁煙

喫煙自体は、高血圧にはあまり影響はありません。しかし、喫煙は虚血性心疾患のリスクファクターの一つであり、動脈硬化を促進する因子です。したがって、臓器障害を予防する立場からは、高血圧患者の喫煙は勧められません。節煙や禁煙を目標にした生活をする必要があります。

### 肥満の改善

肥満と高血圧の関係は明らかです。また、肥満は糖尿病や高脂血症などの原因ともなりますので、動脈硬化を促進する大きな要因です。体重が減少すれば血圧の低下が期待できますので、肥満者にはまず体重減少を指導します。減量の方法としては、食事療法と運動療法があります。実際的な方法として、一カ月に一～二キログラム程度の減量を目指すこと、日誌に体重を記録することなどを行いますが、場合によっては教育入院して、体重が減れば血圧が低下することを体験してもらうことも一法です。

**節酒**

少量のアルコールは、リラックス効果や血管拡張効果がありますので、むしろ良薬ともいえるでしょう。しかし、過量飲酒はカロリー過剰や塩分の過量摂取とあいまって血圧上昇、虚血性心疾患のリスク増大へと向かいますので、節酒や禁酒日を設けるなどの指導が必要です。

**運動**

運動療法は、交感神経活性の抑制、血管拡張、利尿作用があり、降圧効果があります。同時に、適度な運動は肥満解消にも役立ちますので、軽症高血圧では積極的に指導するべきです。年齢、体力など個人の状態に合った適度な運動を指導することを運動処方といいますが、心拍数で一二〇／分くらいの有酸素運動が勧められます。

**食事療法**

①減塩…本態性高血圧患者には、食塩負荷により血圧が容易に上昇する食塩感受性群が多いので、食塩制限によって降圧効果が期待できます。塩づけ食品、インスタント食品、みそ汁、しょうゆなどを減らすようにすると、家庭でも一日食塩七グラム程度には減らすことができます。

②カリウムの摂取…体内カリウム量が欠乏すると血圧が上昇しますので、カリウムを含む食品（芋、野菜、果物など）を十分とるようにします。

③脂肪の制限…脂肪摂取量は血圧にはそれほど直接的影響はありませんが、高脂血症は動脈硬化のリスクファクターの一つですから、合併症予防の立場からは脂肪摂取は控えたほうがよいでしょう。

## 心療内科の治療法

本態性高血圧の非薬物療法としては、前述したようにライフスタイルの改善が基本的に重要ですが、ここでは心療内科の専門的な治療法として自律訓練法とバイオフィードバック療法と心理療法について述べます。

### 自律訓練法

リラックス法としては、ヨーガ、瞑想法、筋弛緩法や自律訓練法などがありますが、ここでは自律訓練法について述べてみましょう。自律訓練法は、受動的注意集中と自己暗示によって心身のリラックスをはかる方法で、心療内科では種々の心身症に広く用いられています。標準練習としては、次に示すように六段階の公式がありますが、一般には第二公式までの重感・温感練習のみでもほぼ同様な効果があるとされています。

背景公式（安静練習）　「気持ちが落ち着いている」
第一公式（重感練習）　「両手両足が重たい」
第二公式（温感練習）　「両手両足が温かい」
第三公式（心臓調整練習）「心臓が静かに規則正しく打っている」
第四公式（呼吸調整練習）「楽に呼吸をしている」
第五公式（腹部温感練習）「おなかが温かい」
第六公式（額部涼感練習）「額が気持ちよく涼しい」

自律訓練法によってもたらされる生理的変化としては、呼吸数、心拍数、血圧の低下、筋緊張の低下、皮膚温の上昇、脳波上α波の増加などで、これらは交感神経系の活性の低下と関連したものと考えられています。本態性高血圧の成因の一つに交感神経系の過緊張が考えられており、この点からもリラックスによる降圧効果が期待できます。

また、リラックスすることにより心身の緊張がとれること、生活行動様式が「ユックリズム」に変化すること、またそれにともない、「よく眠れる」とか「気分が落ち着く」といった自覚的な改善が認められるようになります。

最近では、自律訓練法の解説の本やカセット、ビデオなども市販されていますので自分でも練習できますが、自分でうまく習得できない場合は、カルチャーセンターの講座を受講するか、自律訓練学会主催の講習会などに参加されるとよいでしょう。

**バイオフィードバック法**

バイオフィードバック（以下ＢＦ）とは、平常では知覚できない生体信号をなんらかの機器を媒介として、知覚できる信号に変換してフィードバックすることにより、自律系の反応をコントロールする訓練法です。本態性高血圧のＢＦ療法は、血圧値をフィードバック情報として制御を行う直接法と、たとえば筋電図ＢＦや脳波ＢＦを用いてリラックスをはかり、それによって降圧効果を期待する間接法に分けられます。

筋電図ＢＦでは、前頭筋の筋電位をモニターしながら筋緊張を低下するような練習を、脳波ＢＦではα波が増加するような練習を行いますと心身がリラックスし、その結果血圧が低下するというものです。

直接法では、血圧を直接モニターしながら血圧を下げる練習を行います。そのためには、たとえば図１に示すように、自動血圧計フィナプレスによって血圧を連続的にモニターし、パソコンで情

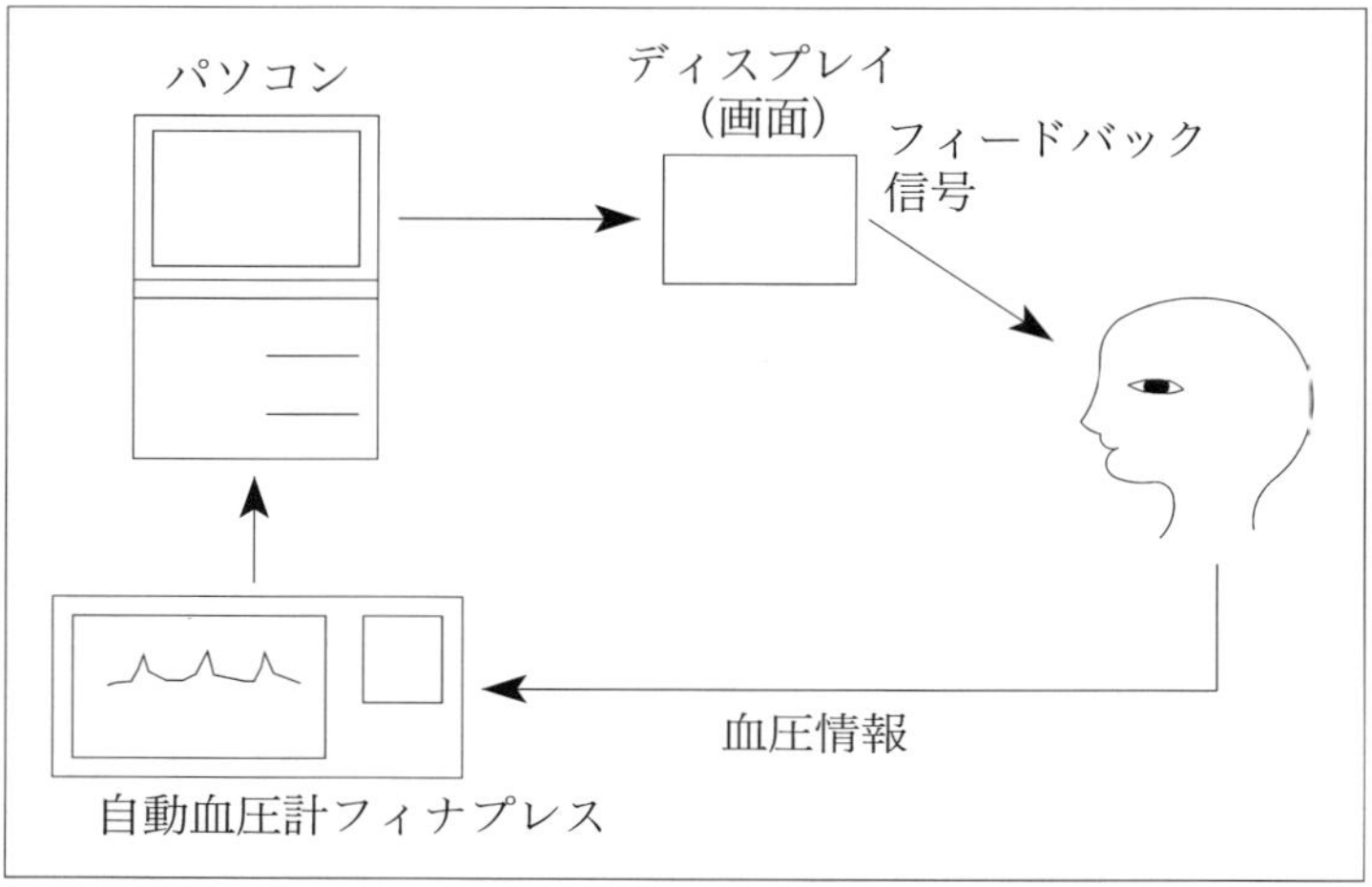


図１　フィナプレスを用いた血圧 BF

報処理し、それを信号としてリアルタイムでフィードバックする装置が必要です。このシステムを用いて高血圧患者を対象に研究を行い、降圧効果が認められました。特に、ストレスに対して血圧が上昇する人や白衣現象のある人で有効でしたが、まだ一般には普及していません。将来、もっと簡単な機器が開発されれば、実際的に役立つようになると考えます。

**心理療法**

本態性高血圧症の成因の一つとして心理社会的要因（ストレス）があげられており、実地臨床上からもストレスで血圧が上昇することは明らかです。したがって、ストレスが影響して高血圧が増悪している患者には、心理的葛藤の解決を目指すなんらかの心理療法が必要です。心理療法としては、一般心理療法、カウンセリング、精神分析、交流分析、認知行動療法、森田療法などいろいろなものがありますが、患者の状態や治療者の技術的資源や治療環境などを加味して、最適の心理療法が選択されることになります。

一般心理療法としては、患者の訴えによく耳を傾け、その苦悩に共感し、よく受容すること、病気を克服し健康を取り戻そうとする気持ちを支持すること、そして病態を納得いくようによく説明することが基本的に重要です。また、心理療法では患者の協力がなければ成立しないので、治療目標や方法についてよく説明し共同作業ができるような治療関係を築くことが必要です。

## 治療関係の重要性

高血圧の自覚症状は、軽症の段階では頭痛、肩こりくらいで、むしろ無症状であることがほとんどです。したがって、健康診断ではじめて指摘されたり、また指摘されても放置されていたりします。しかし、高血圧治療の目標は臓器障害の合併症を予防することですので、軽症の段階で治療を開始することが重要です。そして、この段階では非薬物治療が有効ですので、これまで述べたようなライフスタイルの改善やリラックス、あるいはストレス対処法などが実地臨床の中でもっと考慮されるべきでしょう。

また、「白衣高血圧」という現象は医師みずからがストレス因であることを意味していますので、ぜひとも避けたい事態です。むしろ、「先生のところで血圧を測ってもらうと不思議と低いんですよ」と言ってもらえるような医師と患者の治療関係を築きたいものです。

（早稲田大学人間科学部・野村　忍）

# 消化性潰瘍

## はじめに

胃・十二指腸潰瘍といった消化性潰瘍は、日常よく見かける病気で、従来からその原因としてはストレスの存在があげられていました。しかし、近年ヘリコバクター・ピロリ菌が発見されて以来、その細菌の粘膜への感染も潰瘍の原因ではないかと考えられるようになりました。

実際に消化性潰瘍の患者を調べてみますと、ピロリ菌感染がみられるものが多く、残りは、従来からいわれている薬剤が原因のもの、特に非ステロイド系抗炎症薬を服用をしているものが大部分を占めています。ところが、ピロリ菌が陰性だったり薬剤起因性とも考えられないような患者もみられることから、消化性潰瘍の原因を単一のものに決めることはできないようです。

したがって、「消化性潰瘍には心身症としての病態がみられるものがあり、それに対しては心身医学的なアプローチが必要である」という考え方は、依然として心療内科では必要といえるでしょう。

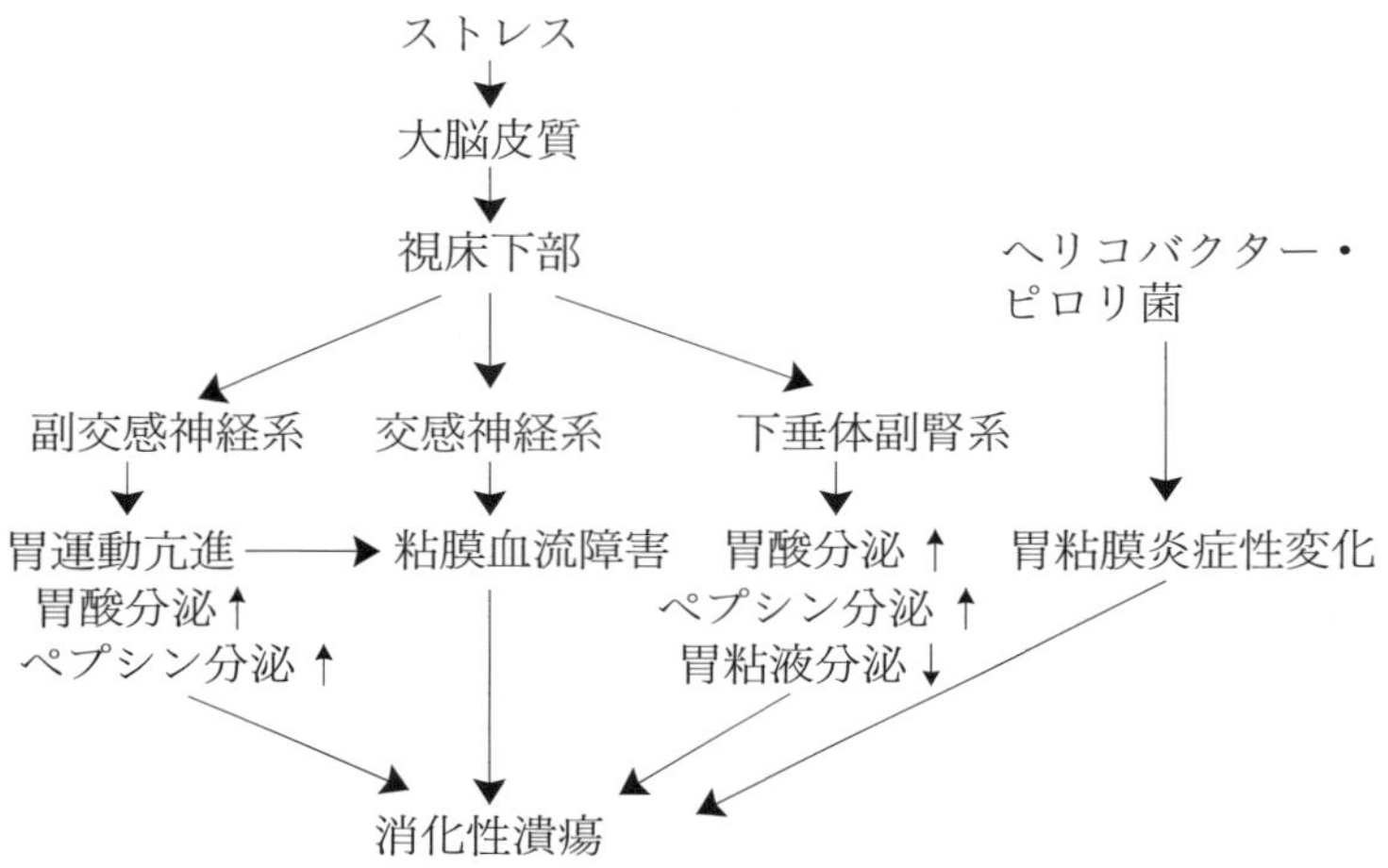


図1　ストレスと消化性潰瘍

## ストレスと消化性潰瘍

ストレスがどのように人間に作用して消化性潰瘍を起こすのかということですが、火傷のあとで起こる「カーリング潰瘍」や頭部外傷のあとで起こる「クッシング潰瘍」は、身体に対する物理的ストレスが原因で起こる代表的なものです。

その一方で、職場や家庭などで体験するさまざまな心理的ストレスが原因となって起こる潰瘍がみられます。どちらのストレスも、結局は人間の生理的な機能を維持するために働いている神経やホルモンのバランスを乱します。

そのために、胃酸やペプシンという消化酵素の分泌が増えて胃や十二指腸の粘膜を攻撃し、その一方で粘膜の血流を減らして酸素や栄養の運搬を阻害するため、攻撃に対する必要な防御ができない状態をもたらします。

その結果、消化性潰瘍が起こることになります。

## ヘリコバクター・ピロリ菌と消化性潰瘍

一九八三年のマーシャルらによる報告以来、ピロリ菌の感染が消化性潰瘍の原因ではないかと考えられるようになりました。そして、ピロリ菌の除菌療法によって潰瘍が治ることがわかってきました。

先年、阪神淡路大震災のあとで、被災者の中に胃や十二指腸からの出血を起こした患者が増加しました。この場合、必ずしも潰瘍までは至らない患者も多くみられましたが、びらんなどを含めた粘膜の障害は明らかに認められ、そのような症状を持つ患者の大部分はピロリ菌が陽性でした。つまり、もともとピロリ菌が陽性で粘膜に細菌感染による炎症性変化を認める「発症前段階」の人々に、震災という心理社会的ストレスがかかったため、それが引き金になって粘膜病変が発症したものと考えられます。

このようなことから、ピロリ菌は発症の重要な因子ではありますが、消化性潰瘍が実際に発症する際にはストレスの影響も無視できないものといえるでしょう。

## 非ステロイド系抗炎症薬と消化性潰瘍

社会の高齢化が進むとともに、変形性関節症や慢性関節リウマチなどの痛みをともなう整形外科的な疾患が増加し、非ステロイド系抗炎症薬の使用が増加しています。しかし、このクスリは胃粘膜の障害をもたらすという副作用があり、そのために消化性潰瘍の発症がみられます。

ピロリ菌陰性患者にみられる潰瘍の大部分は、このクスリによる薬剤因性潰瘍であるともいわれています。しかしこの場合、同時に胃酸分泌が多いか少ないかで潰瘍の発症が左右されるといわれており、このようなクスリを服用することで、粘膜の防御因子が弱まったところにストレスによって胃酸分泌が増加して攻撃されることが潰瘍の発症に重要な役割を果たしていると考えられます。

## 消化性潰瘍に関係するストレス

### 性格とストレス

ストレスは、それを体験する人間の受け止め方によってその強さが異なります。そのために、同じストレスであってもある人は強く感じ、また別の人は弱く感じるということが起こります。

さて、消化性潰瘍の患者の性格にはいくつかの特徴がみられますが、それらはどちらかというとストレスを強く感じやすい性格であるといえるでしょう。そこでこのような性格の代表的なものを紹介します。

①過剰適応的な性格

これは周囲の状況に対して半ば自己犠牲的に適応していく性格で、たとえば仕事が忙しい場合にもほかから頼まれた仕事をいやな顔をせずに引き受け、その結果ストレスによる心身の変調をきたしながらそれでもそのような生活をやめられない、というものです。

このような性格では、潰瘍初期の軽い痛みというようなストレスのサインがあるにもかかわらず、自分の身体よりも社会的な立場を優先するため、結局は症状が進行してはじめて病院へかかるという結果になりがちです。

②アレキシサイミア（失感情言語化症）

これはアメリカのシフニオスらが考えた概念で、自分の感情に対する気づきが鈍く、またそれを言葉に表して他人に伝えることが難しい状態を言います。

したがって、ストレスが本人に過度にかかれば、普通ならば心身の変調というサインが出て本人は気づくわけですが、アレキシサイミアの場合にはそのような気づきが鈍いためにストレスがさらにかかり、症状がひどくなってはじめてことの重大さを知ることになります。

一方、周囲の人たちは本人に大きなストレスがかかっていることに気づいていることがあります。

しかし、はじめのうちは本人に聞いても、別にどこも悪いところがないから大丈夫、ということですまされてしまいます。

以上のような性格の人間は、自分でも気がつかないうちにストレスに巻き込まれ、消化性潰瘍などの病気になってはじめて自分のストレスの大きさに気づくことになります。

## ライフスタイルとストレス

消化性潰瘍の発症や経過には、その人のライフスタイルも影響をおよぼします。なにげなく続けている普段の生活習慣ですが、その中には知らないうちに病気に影響をもたらすストレスとして働いているものがあり、その点では消化性潰瘍を生活習慣病としてとらえることができます。

①喫煙

潰瘍患者には、一日に二〇本以上の喫煙をする人が多くみられます。喫煙は粘膜の血流障害をもたらしますが、そのために潰瘍の治癒を遅らせたり再発を招いたりします。この傾向は胃潰瘍よりも十二指腸潰瘍で多いようです。

②アルコール

アルコールと潰瘍の発生とはあまり関係がないともいわれ、消化性潰瘍との関係にはまだ一定の結論が出されていません。しかし、動物実験ではアルコールが胃粘膜の障害をもたらすことは明らかで、潰瘍患者でも急性期に過度のアルコールを摂取すると、病変の悪化や治癒の遷延化がもたらされます。

しかし、この場合にはアルコールの摂取量の問題があり、一日三合以上のアルコールを毎日摂取することは急性期だけではなく、いったん治ったあとの再発にも影響があるようです。でも、一日一合程度のアルコールであれば、再発にはあまり影響がないと考えられています。

③食習慣

最近では潰瘍患者に対する食事として、潰瘍食というような特別なメニューの重要性はあまり強調されなくなりました。むしろ食事を規則正しくとることや、「早食い」や「ながら食い」をしない、というように食事のとり方の問題がクローズアップされています。

食事をとろうとすると、その直前に胃の粘液分泌や粘膜血流量が増加して粘膜防御の体制が整うといわれています。食事が不規則な場合には、往々にして余裕なくせかせか食べたり仕事をしながら食べたりということがみられ、このようなときには粘膜防御の体制が不十分な状態で胃液やペプシンなどの攻撃因子にさらされるため、潰瘍の発症や経過に影響をもたらします。

④休息

潰瘍患者の中には、睡眠のリズムが狂って入眠困難や中途覚醒を訴える人が多くみられます。

また、仕事中毒という状態で休息もとらずに仕事にのめり込んでいる人も多くいます。普段の生活の中では、緊張の持続があればあるほど積極的に休息をとることが重要です。それはこのような緊張と弛緩を適度に組み合わせる生活によって胃粘膜の防御機能が高められるからで、潰瘍の悪化を妨げたり再発を予防することにつながります。

## 消化性潰瘍の心身医学的治療

消化性潰瘍の治療では、薬物療法が基本です。現在ではピロリ菌の除菌療法が注目されていますが、従来から行われている$H_2$ブロッカー（ヒスタミン$H_2$受容体拮抗薬）などの攻撃因子抑制薬や、粘液分泌などを促す防御因子増強薬の併用も有効です。

また、病態に応じて抗不安薬や抗うつ薬、睡眠導入薬も使われます。

さらに患者のストレス管理の指導も心身医学的治療のもう一つの柱であり、特に再発予防という観点からは重要な治療になります。そのためには患者の性格やライフスタイルの把握が必要ですが、患者の訴えを傾聴しながらその気持ちを受容し、またこれまでの生き方や考え方を批判しないで支える「一般心理療法」の技法が役に立ちます。そして、患者自身に自分の性格の特徴や喫煙習慣や休養のあり方というような面でのライフスタイルのゆがみに気づかせ、それを修正するように導いていきます。また、「自律訓練法」のようにリラクセーションを目的とする治療を行うこともあり、これは毎日の生活に緊張と弛緩のめりはりをつけるうえで役立ちます。

一方、自分で自分のストレスの状態に気づきにくい患者、先ほどのアレキシサイミアの傾向のある患者に対しては、むしろ周囲の人たちのほうが患者の過度のストレスに気づいている場合があるので、症状の発症や増悪のしくみを説明しながら患者のストレスを減らす方向への環境調整に協力してもらうことがあります。

## 消化性潰瘍の症例

さて、この項の最後に、消化性潰瘍の具体的な症例を説明しましょう。

症例…二十八歳の男性、会社員。
主訴…嘔気、心窩部痛。
現病歴…患者は会社の経理部で働き、その正確で迅速な仕事ぶりは周囲からも一目置かれていました。

あるとき、職場にコンピューターが導入され、文書の作成などをワープロを使って行うようになりました。患者はもとからコンピューターが好きで趣味としていろいろ使っていたため、コンピューター作業も抵抗なくやっていました。

しかし、周囲にはコンピューターをうまく使えないためにイライラしている人も多く、そのような人を見るたびに患者はその仕事を手伝うようにしていました。

患者はそのようなことはもとから得意な分野でしたので苦痛を感じないでやっていましたが、それにより自分の本来の仕事を片づけるためには残業をしなければなりませんでした。そのうちに、食事の前後で嘔気や心窩部痛を感じるようになり、しばらくは市販の胃薬で落ち着いていましたが、あるとき黒色便に気づき、内科で受診しました。

治療経過…内科で胃内視鏡検査を行ったところ、$A_2$ステージの胃潰瘍を認め、また問診によって、不眠や疲労感などを認めました。そこで「職場のストレスにより心身症の病態を呈した胃潰瘍」と診断し、心理的安静を保つために入院治療としました。入院中は、$H_2$ブロッカーや抗不安薬などのクスリを使用しながら患者と性格やライフスタイルについて話し合いました。

その結果、自分では気づかないうちにストレスが過大になっていたこと、残業が多くて余裕のない生活をしていたことなど、ライフスタイルのゆがみについての気づきが得られました。そして、今後はコンピューターの仕事がいくら得意であってもその作業の量が多くなりすぎないように気をつけていく、また、仕事以外の普段の生活を大切にして休息を十分にとるようにするなど、自分のライフスタイルを変えていく必要性を理解しました。

入院して六週間後、再び胃内視鏡検査を行ったところ、胃潰瘍は$S_2$ステージまで改善していたため退院となりました。そして半年後の追跡検査でも再発の徴候は認められませんでした。

解説…この患者は自分の受けているストレスの大きさについての気づきが鈍かったために、最後に胃潰瘍という病気が発症しました。心身症は、身体の病気の中でその発症や経過に心理社会的因子が密接にかかわっている病態、つまりなんらかのストレスがかかわっている病態をいいますが、この患者の場合は典型的な心身症といえるでしょう。

## おわりに

現在、消化性潰瘍の要因としてはいろいろなものがあげられていますが、単一な要因で起こるものではなく、さまざまな要因が重なり合って起こるものと考えられます。したがって、その患者の診療にはクスリの選択だけでこと足れりとするのではなく、患者のライフスタイルを吟味しながら心身両面からアプローチしていくことが必要といえるでしょう。

（東急病院心療内科医長・伊藤克人）

# 過敏性腸症候群

## はじめに

過敏性腸症候群（Irritable Bowel Syndrome、以下ＩＢＳ）は、以前わが国では大腸下垂症、移動盲腸、慢性大腸炎などと呼ばれていたもので、腹痛や便通異常を訴える患者のおよそ二〇〜五〇パーセントが本症との報告[1、2]があります。ＩＢＳの病態にはさまざまな要因があり、その中でも心理社会的な要因の関与が大きい場合には、いわゆる心身症として取り上げられることの多い疾患といえます。

## ＩＢＳとは

ＩＢＳは、腹痛や下痢、便秘などの症状を中心とした消化管の機能性疾患です。典型的な症状としては、左右の下腹部や季肋部（みぞおち）の痛みをともなった下痢（少量で頻回、軟便〜水様便）および便秘（兎糞状のことが多い）で、食後（特に朝食後）症状が出現しやすく、排便によって軽快し、通常睡眠中は症状は認められません。便通異常には下痢または便秘のみが持続するもの（下痢型、便秘型）と、便秘と下痢を繰り返すもの（交代型）とがあり、飲酒や不規則な生活、心身の緊張などで増悪しやすく、週末などには症状が起こりにくい例が多いようです。また、腹部膨満やガス症状、残便感や頭痛、易疲労感や不眠などをともなう場合もありますが、体重減少や貧血などの全身状態の悪化は通常ありません。ただし、症状の長期化につれて止痢剤や緩下剤を濫用したり、症状への不安からトイレへ行きにくい状況（電車や長時間の授業など）を回避するようになり、不登校や外出不能といった行動上の問題をきたす場合があります。

## ＩＢＳの診断

ＩＢＳの診断には一定の診断基準[3、4]が必要であり、国際的にもいくつかの診断基準が提唱されてきました。そのうち、現在最も広く使われているRomeII診断基準[4]の内容は、以下の通りです。

腹痛や腹部不快感が、過去十二カ月のうち十二週間以上（連続した期間である必要はない）にわたって繰り返し起こり、さらに以下のうち二つ以上の特徴を伴う。

・排便によって軽快する。
・排便頻度の変化で始まる。
・便性状の変化で始まる。

RomeII基準を含めて多くの診断基準に共通しているのは、「ＩＢＳは必ず腹痛や腹部不快感と便通異常をともない、器質的な異常は認められない」というものです。したがって、腹痛や腹部不快感をともなわない便通異常（弛緩性便秘や無痛性の下痢など）は通常ＩＢＳには含まれません。

ＩＢＳと鑑別すべきものとしては次のような疾患があり、十分な注意が必要です。

一、消化器疾患

大腸の腫瘍性病変（癌、悪性リンパ腫）。

炎症性腸疾患（潰瘍性大腸炎、クローン病）。

虫垂炎。

消化性潰瘍、逆流性食道炎。

ＮＵＤ（Non-ulcer dyspepsia）。

胆道系、膵臓疾患（慢性膵炎、胆嚢炎）。

吸収不良症候群。

乳糖不耐症、食物アレルギー、など。

二、消化器以外の疾患

循環器疾患（腸間膜動脈血栓症）。

婦人科疾患（子宮内膜症、卵巣嚢腫）。

代謝性疾患（糖尿病、甲状腺疾患）。
神経疾患（側頭葉てんかん）。
常用薬によるもの（降圧剤）、など。
三、腹部症状を訴えやすい精神疾患（米国精神医学会による分類）
不安障害（パニック障害、強迫性障害）。
気分障害（大うつ病）。
身体表現性障害（身体化障害、心気症、転換性障害）。
摂食障害（神経性無食欲症、神経性大食症）。
人格障害（境界性人格障害）。
そのほか。

## ＩＢＳの病態

**消化管機能異常の面から**

ＩＢＳの病態にもっとも関連していると考えられるのは、消化管の運動異常です。

一九八〇年代以降、各種の消化管運動の測定法が開発され、ヒトの腸管内圧や胃排出能、腸管内容物の通過時間などを客観的にとらえることが可能となってきました。

通常消化管には規則的な腸管の運動（蠕動運動）が認められ、食事や、覚醒レベルなどによって影響を受けていますが、ＩＢＳには食道から直腸に至るまでさまざまな運動異常がみられます。[5] たとえばＩＢＳ患者の多くには、安静時の収縮波の異常や腸管内圧の亢進[5]などが認められます。

また、健常者に比べて食後の大腸運動が長時間亢進していたり、健常者では変化を生じない程度の刺激に対しても過剰な腸管運動の亢進を認めることが多く、[7] これらが症状の成因となっていると考えられています。

またＩＢＳ患者では、消化管への感覚刺激（主に腸管の伸展刺激）に対する感受性が正常より亢進しているとの報告[6]があります。ＩＢＳ患者には消化管運動の異常を認めない例がかなり存在し、腸管の知覚過敏がその病態である可能性があり、注目されています。内臓感覚については皮膚などの体性感覚系に比べて不明な点が多いのですが、消化管運動との関連を含め、ＩＢＳの病態生理を解明するうえで重要な領域と思われます。

## ＩＢＳとストレスとの関係

解剖学的に消化管は固有の神経系（腸内神経叢）を持ち、独自に機能していると考えられていましたが、近年、自律神経系や神経ペプタイドなどを介して、感情や思考をつかさどる脳（中枢神経系）

とも密接に関連していることが解明されつつあります。

ＩＢＳ症状は摂食や腸管内のガスの移動などによって悪化しますが、もっとも明らかな増悪因子は心身のストレスです。ＩＢＳ患者に各種のストレスを負荷すると、腸管の運動性が健常者よりもさらに亢進し、それらが抗不安剤によって改善されたとの報告[7]もあることから、ＩＢＳの治療におけるストレスコントロールの持つ意義は非常に大きいといえます。

## ＩＢＳの心理的側面

ＩＢＳ患者の心理面については、これまでに多くの研究がありますが、川上[8]らによると、

①ＩＢＳの発症にはストレス、情動（不安、うつ状態など）、性格が関係する。

②ＩＢＳ患者の七〇パーセント以上が不安神経症、うつ状態、ヒステリーなどと診断される（一般の患者では一八パーセント前後である）。

③六五パーセント以上の患者が身体症状発現前から精神症状を訴えている。

④八〇パーセント以上の患者が夫婦間の問題、経済的問題、家庭内の問題、仕事上の問題、親密な友人や親戚の死などを経験している。

との報告があります。

一般にＩＢＳ患者は健常者に比べて不安水準が高く、内向的であり、またＩＢＳの半数前後に抑

うつ症状がみられるといわれています。ただしＩＢＳ特有の心理状態や性格傾向はなく、心理テスト上ＩＢＳ患者と神経症との相違はないとの報告[9]もあります。

いくつか注意すべきことは、現在の診断基準ではＩＢＳにおける心理的な病態の位置づけがあいまいで、精神医学上はパニック障害、身体表現性障害、うつ病などの疾患が、ＩＢＳとの診断で精神疾患のない患者と一括して診療・研究されており、そのためＩＢＳを一律に治療しても効果が一定しないのは当然といえます。また、本来ＩＢＳは、症状があっても病院を受診しない「非患者」のほうが多い疾患です。よって検査や治療を求めて何度も受診するという行為自体が、ＩＢＳ全体とは異なる「患者」としての心理的病態である可能性もあります。実際、ＩＢＳ患者群では非患者群や正常群に比べて心理障害、病的行動の頻度が高く、非患者群は患者群より高いストレス処理能力を持ち、心理的否認の態度が少ないとの報告[10]があります。

ＩＢＳには心身両面からの患者理解が重要ですが、実際の診療や研究の際にはこれらの点を考慮しておく必要があると思われます。

## ＩＢＳの治療

ＩＢＳの治療には心身両面からの治療が有効です。

一般内科では薬物が有効でないときにはじめて心理社会的因子を取り上げることが多いのです

が、心療内科では初診時から心身両面にわたる病態理解を行います。

心療内科でのＩＢＳの治療目標は、①心身の苦痛の緩和、②心身相関の理解、③症状のセルフコントロールで、その意味では診断するときから心身医学的な治療が始まっているといえます。以下に、心療内科での対応を含めたＩＢＳ治療の概略を述べます。

## 初診〜診断まで

まず、患者が苦痛に感じている症状（主訴）について詳しく問診します。症状がいつごろから、どのような状況で起きたか、どんな場面で悪化するか、それ以外の心身の症状はないかなどの項目を、先にあげた鑑別疾患を想定しながら問診します。また、患者の日常生活の状況や症状による生活上の困難（社会的状況の回避など）がないか、どう症状に対応しているか（対処行動）、症状をどう受け止めているか（認知）、周囲の反応（ソーシャルサポート）、過去の受診歴とその内容（どんな説明を受けたかも含め）などについても確認します。

心理的なストレスについて聞くのも重要ですが、ストレスと感じる内容には個人差があり、心理的な問題に触れたがらない場合も多いため、まずは上記の問診などから患者を理解していくほうが、治療上有益で重要な情報が得られるようです。また、これらは一気に得ようとせず、ていねいに診察や検査を行いながら少しずつ聞いたほうが的確な診断ができ、治療関係も良好になると思われます。

診断がついた時点で、患者に症状の起きるしくみ（病態）や治療内容、今後の見通しなどについてわかりやすく説明します。その際、予後良好な疾患であること、食事や排便などの習慣を見直すことで改善が見込めること、心身のストレスが病状に関連しやすいことなどを説明し、不安を除いておくことが治療への動機づけを行ううえからも重要です。

## 治療

**生活指導**

生活指導においては、規則的な食事や排便の習慣をつけることが中心となります。そのためには、患者に食事や睡眠、症状の起きた状況などを記録させる自己モニタリングが有効で、患者自身の心身相関への気づきを促すことにもなります。

**薬物療法**

一般の臨床では先にあげた腸管運動の検査は簡単に行えないため、患者の症状から適切な薬物を推定して投与します。下痢型のＩＢＳでは腸管運動が亢進している場合が多いため、止痢剤（ロペラミド）や抗コリン剤、整腸剤などを用います。便秘型でもけいれん性便秘の場合は腸管運動を抑制する薬剤を用い、排便などの習慣が確立するまでは対症的に緩下剤を投与します。消化管機能調整剤（トリメブチンなど）は、平滑筋に直接作用し、腸管運動を調節するので下痢型、便秘型いずれにも有効とされています。

不安や抑うつなどが強い場合や、症状と精神状態との間に悪循環がみられる例などは向精神薬を用います（少量で有効なことが多い）。抗不安剤はベンゾジアゼピン系が主体ですが、近年非ベンゾジアゼピン系（タンドスピロンなど）も使用されています。抗うつ剤のうちスルピリドはそれ自体に腸管運動を抑制する作用があり、よく使用されています。

**心理療法**

ＩＢＳの多くは生活指導や薬物療法、支持的精神療法（一般心理療法）や心身のリラクセーション（自律訓練法）などで改善がみられます。しかし、行動の問題が大きい症状（外出不能など）や、心理的な問題が病態の中心である場合（症状へのとらわれや認知のゆがみが強いものなど）は、より専門的な心理療法を併用することがあります。それらのうち、精神分析から発展した交流分析や、行動理論によるバイオフィードバック療法および認知行動療法、体内の生理的な代謝を変容することによって心身の再調整をはかる絶食療法、東洋的治療観にもとづく森田療法、内観法などがよく用いられていますが、詳細は成書[11]に譲ります。

## おわりに

ＩＢＳの病態は均一ではなく、診断基準や病態生理について今後さらなる検討が必要な疾患です。ＩＢＳの治療の目標は、疾患の治癒ではなく症状の自己コントロールにあります。ＩＢＳ患者の診療にあたっては、患者個々の特性に応じた心身両面からの対応が非常に有効といえます。

（東京大学医学部附属病院心療内科・鶴ヶ野しのぶ）

# 糖尿病

## はじめに

糖尿病は代表的な生活習慣病です。「生活習慣病（life-style related diseases）」とは、食習慣、運動習慣、休養、喫煙、飲酒などの生活習慣がその発症・進行に関与する疾患群です。糖尿病患者は現在日本で六〇〇万人以上存在し、なお増加傾向を示しています。このうち、内科的治療に心身医学的療法を併用したほうが効果的な症例は二〇パーセント前後と考えられています。

糖尿病は、若年から老年まであらゆるライフステージで発症しうる疾患で、いったん発症するとほぼ生涯にわたって治療を続けることが必要とされます。すなわち、根治する病気でなく、管理する病気といわれます。治療方法は、食事療法、運動療法、薬物療法（経口血糖降下剤、インスリン注射）の三本柱です。ＷＨＯによる指針を参考に治療目的をまとめてみると以下のようになります。

①代謝失調による急性症状を回避し、生命を維持する。
②可能な限り正常人と同じ社会生活を可能にする。
③血糖値とヘモグロビン$A_{1C}$の厳格なコントロールを達成する。

④長期的な視野に立って糖尿病の合併症の進展、発症を予防する。

糖尿病の三大合併症は糖尿病性腎症、糖尿病性網膜症、糖尿病性神経障害です。いずれも発症すれば大きな身体的ハンディキャップを背負います。したがって、上記の治療目的を達成することは、患者さんのQuality of Life（QOL＝生活の質）を高めることにつながります。

一般に心療内科に紹介されるのは、治療関係上の問題、治療中断、社会適応上の問題、摂食障害やうつ病などの合併といったさまざまな理由により、血糖コントロールが非常に不安定な治療困難例がほとんどです。こうした症例に対応する心療内科医の役割について、発症初期から重篤な合併症をともなう時期に至る各段階で考慮すべき点を以下に述べます。

## 糖尿病の発症

前述の通り、糖尿病は生活習慣病であり、①遺伝要因、②生活習慣要因、③外部環境要因の三つが発症に関与しています（図1）。

糖尿病は、インスリン非依存型糖尿病（NIDDM）とインスリン依存型糖尿病（IDDM）の二タイプに分類されます。いずれも多因子遺伝疾患であると考えられています。しかし、糖尿病の九〇パーセント以上を占めるNIDDMの発症には、生活習慣要因も大きく影響します。

NIDDMは、インスリン分泌障害やインスリン抵抗性に関連する遺伝子異常など、先天的に規

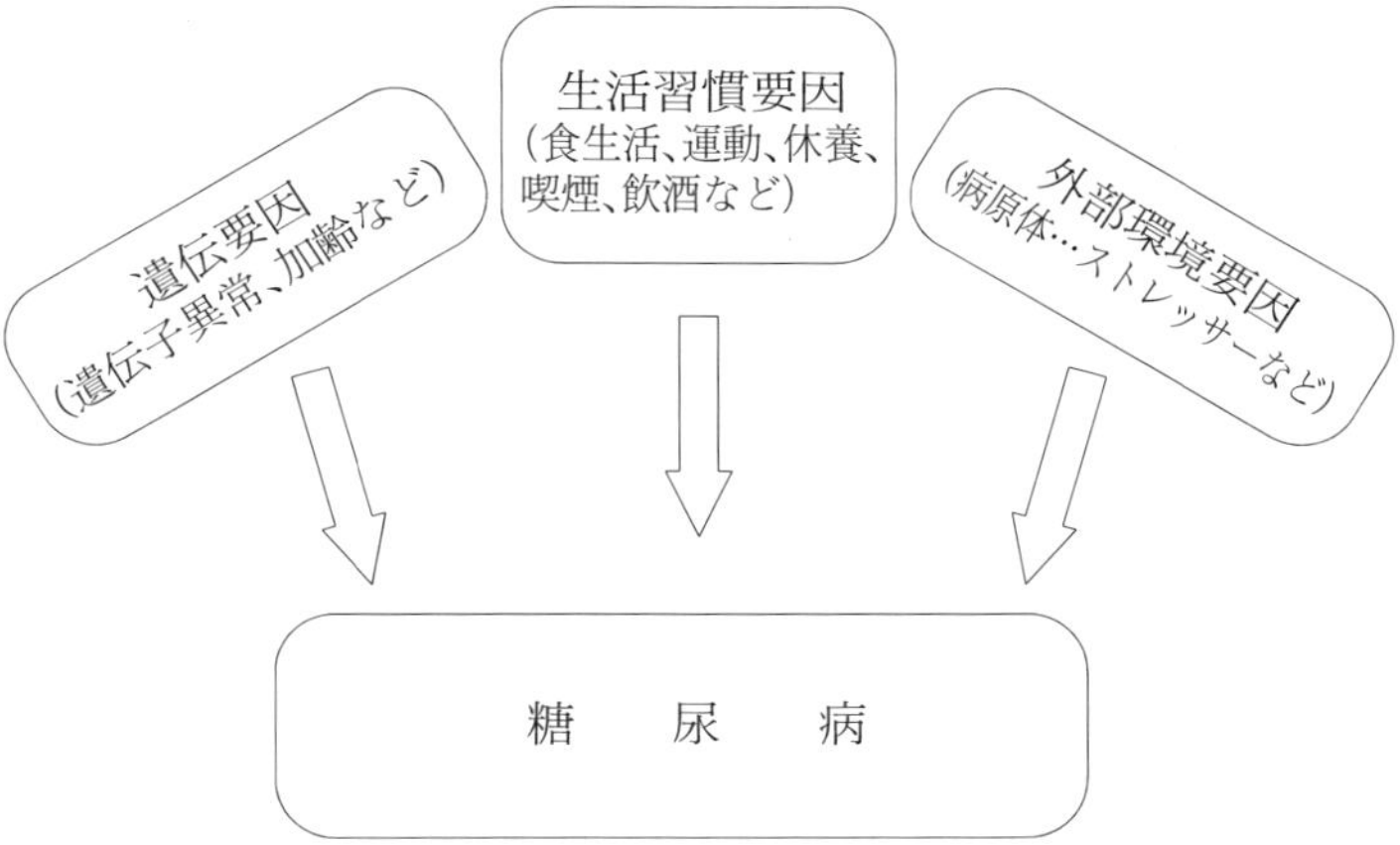


図1　糖尿病の発症要因

定される側面が強い疾患です。

しかし、一方で西欧化した生活習慣による飽食、過食、運動不足による肥満も、発症の大きな引き金となります。中でも、内臓脂肪型肥満はインスリン抵抗性を増強する代表的要因です。さらに、ストレス状況も糖尿病を誘発すると報告されています。次に、ホームズらによる日常生活のできごとのストレスの強さを数量化したものを示します[1]。

| | |
|---|---|
| 配偶者の死 | 一〇〇 |
| 離婚 | 七三 |
| 自分の病気 | 五三 |
| 結婚 | 五〇 |
| 退職 | 四五 |
| 家族の病気 | 四四 |

| | |
|---|---|
| 異なった仕事への配置替え | 三六 |
| 仕事上の責任の変化 | 二九 |
| 娘や息子が家を離れるとき | 二九 |
| 上司とのトラブル | 二三 |
| 仕事の状況の変化 | 二〇 |
| 転居 | 二〇 |

発症に先立って、①急激な環境の変化（転職、昇進、離婚、結婚など）、②喪失体験（家族の病気や死亡など）、③家庭内あるいは仕事上のトラブル（子どもの受験、同僚・上司とのトラブルなど）、等が認められる例も少なくありません。これは以下の三つのしくみによると考えられます。

①身体面…インスリン拮抗ホルモンであるカテコールアミン、副腎皮質ホルモン、成長ホルモン、グルカゴンの分泌亢進による血糖上昇作用。

②行動面…ストレス対処行動としての暴飲暴食による肥満の誘発。

③情緒面…抑うつ状態による身体活動量の低下やホルモン動態の変化による耐糖能の低下。

以上です。

## 疾患の受容と理解

糖尿病の発症を告知された患者さんの反応は、背景となる社会的状況、自分の問題に対処する方法や能力などの個人的資質、糖尿病に対して元来抱いているイメージなどにより異なります。健康の問題は、自己に対する自信の喪失につながる場合がよくあります。特に糖尿病の場合、慢性疾患であること、いずれ合併症を発症する可能性があることから、病気を受容するのに時間がかかります。

糖尿病の受容に至る過程は、キューブラー・ロスが癌患者について提唱した受容過程を参考にすると理解しやすいでしょう。疾患の受容に至るまでの典型的な過程の一例を図2に示します。受容過程において、治療者は患者さんの社会的背景を考慮し、各段階での患者さんの言語的・非言語的メッセージを傾聴、受容、共感し、信頼ある治療関係を築くよう努めます。

告知直後の激しいショックで途方に暮れる時期には、漠然とした恐怖や不安にさいなまれます。まだ十分に病気の理解ができていないことも一因となります。やがて、「きっとなにかの間違いだ」と病気を否認しようとする時期を迎えます。いわゆるドクターショッピング（主治医を一人に決めて治療に取り組むことができず次から次に新しく医者をかえていくこと）を繰り返して、自分の病気を否定する証拠探しをすることもあります。病気そのものを否定することで、恐怖心をぬぐい去ろうとす

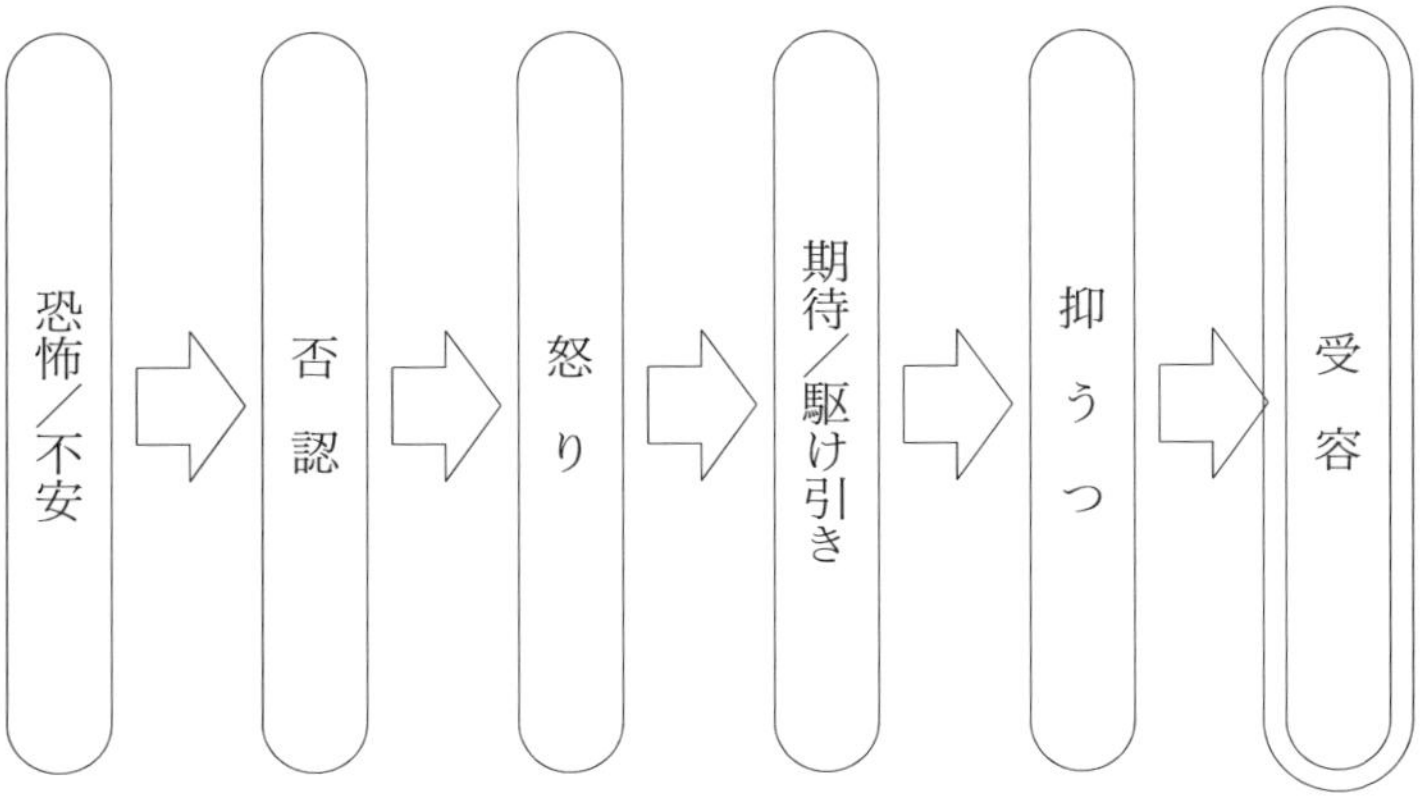


図２　糖尿病の受容にいたる過程

るのです。

次に怒りの時期を迎えます。「なぜ自分だけがこんなめに合わなくてはいけないんだ！」という行き場のない怒りの矛先は、しばしば治療者や家族へと向けられます。診療場面で治療者が患者さんの攻撃にさらされて、疲れを感じることもあります。しかし、この段階を乗り越えるためには、治療者や家族のサポートが不可欠です。治療者はまず患者さんが怒りの段階にいることを理解します。そして、自分の中に生じる陰性感情（不安・怒りなど）のために、患者さんを十分に受容できず、治療中断を招くことのないよう配慮しなくてはなりません。そして、患者さんはときには非現実的な期待や駆け引きに救いを求めることもあります。治療者は、そうでもしないと気持ちのやり場がない患者さんの気持ちを受容したうえで現実的な対応を心がけます。

その後の段階でみられる強い抑うつ症状に対しては、支持的精神療法に加え、現実的かつ具体的なアドバイス、必要ならば適切な薬物療法も一時的に用いて対応します。この時期には衝動的に希死念慮を生じることもあり、注意が必要です。

患者さんが病気を受容する心理的過程と並行して、治療がスタートします。食事療法、運動療法、自己血糖チェック、薬物療法（服薬、インスリン注射）などすべてのセルフケア行動は、患者さん自身が行うものです。このため治療者は、自分の役割を①糖尿病および合併症に関する検査や評価を行う、②必要な情報や知識を提供する、③あらゆる面で患者さんのサポーターであることを明らかにする、などとします。一方患者さんの役割については、①治療の実行者である、②治療者と対等の立場で糖尿病をコントロールし、合併症の進行状態、治療法について相談、協力していく、などと位置づけることが大切です。

つまり、従来の親―子ども（教える親と教わる子ども、世話をする親と依存的・反抗的な子ども）の治療関係を、おとな―おとな（対等な関係、セルフコントロール）へと育てていくことが大切です。

こうした信頼関係を築いたうえで、糖尿病教育を行います。教育は、予後を左右する重要な要因です。教育の内容は、①自己流の誤ったイメージの修正、②正確な知識と情報の提供、③具体的なセルフケア行動の習得、です。教育の目的は、糖尿病に対する過度の不安を取り除き、具体的・現実的な自覚を促すこと、治療への動機づけです。教育は、病初期に教育入院などの形で集中的に行われます。しかし、その後の治療過程で、最新の情報や合併症に関する警告を繰り返し伝えることも大切です。

## 治療への動機づけ

動機づけ（治療に対する意欲を高めること）の最良の手段は教育です。しかし、糖尿病に関する知識を習得して疾患を理解することと、自分の病気に対してセルフケア行動を実行することにはギャップがあります。糖尿病教室では、知識を与えるだけでなく、治療を実行する勇気と意欲を喚起することが大切です。知識だけでは実行につながらないという結果が、あるアンケートの結果に示されています。[2] 患者さんが食事療法を実行できない理由として、①難しすぎる（九パーセント）、②指導内容が十分理解できない（三パーセント）、③特に理由なし（二五パーセント）、④毎日するのがめんどうくさい（一九パーセント）、をあげています。①②は教育内容の問題ですが、③④に示されるような動機づけの不足による側面が圧倒的に食事療法の障害になっています。

教育を、個人の理解力を考慮して行うべきなのはもちろんですが、可能ならば、個人個人に応じたプログラム（tailored program）の検討が望まれます。これには、従来の総論的な教育内容に、①専門家の心理的評価により、個人の性格特性、ストレス対処行動のパターン、対人関係における特徴を把握し、それに応じた指導方法を検討する、②各人の社会的背景や生活パターンに応じた治療方法の工夫の検討をすること、が加わります。患者さんが自分の糖尿病のために自分にできそうな治療法を理解できるように考慮します。

糖尿病とその治療に対する患者さんの考え方は、治療への取り組み方に反映されます。健康信念モデル（Health Beliefs Model）にもとづいて考える治療への動機づけを図3に示します。このモデルで、セルフケア行動の遂行を妨げる考えを明らかにします。その例としては、自分の健康に無頓着で、身体的不調にも気づかない（健康に対する関心がない）、糖尿病など病気のうちに入らないと考える（疾患の自覚がない）、合併症などたいしたことはない、自分は失明などしないと考える（深刻な事態の自覚がない）、好きなだけ食べたり飲んだりする楽しみを奪われるような治療はいやだと考える（治療のメリットとデメリットのバランスのゆがみ）などがあげられます。

特に、治療の基本となる食事療法への動機づけは大切です。しかし、食事は食欲という本能との結びつきがあり、ストレス発散行動としての意義も持つだけに、てこずるケースが少なくありません。治療導入の段階でいかに治療に対する動機づけを行うかは、もっとも治療者の力量を問われるところでしょう。

## サポートシステムの確立と治療の継続

治療者は、患者さんが「糖尿病を抱える人生」を生きるのをサポートします。治療の対象は、患

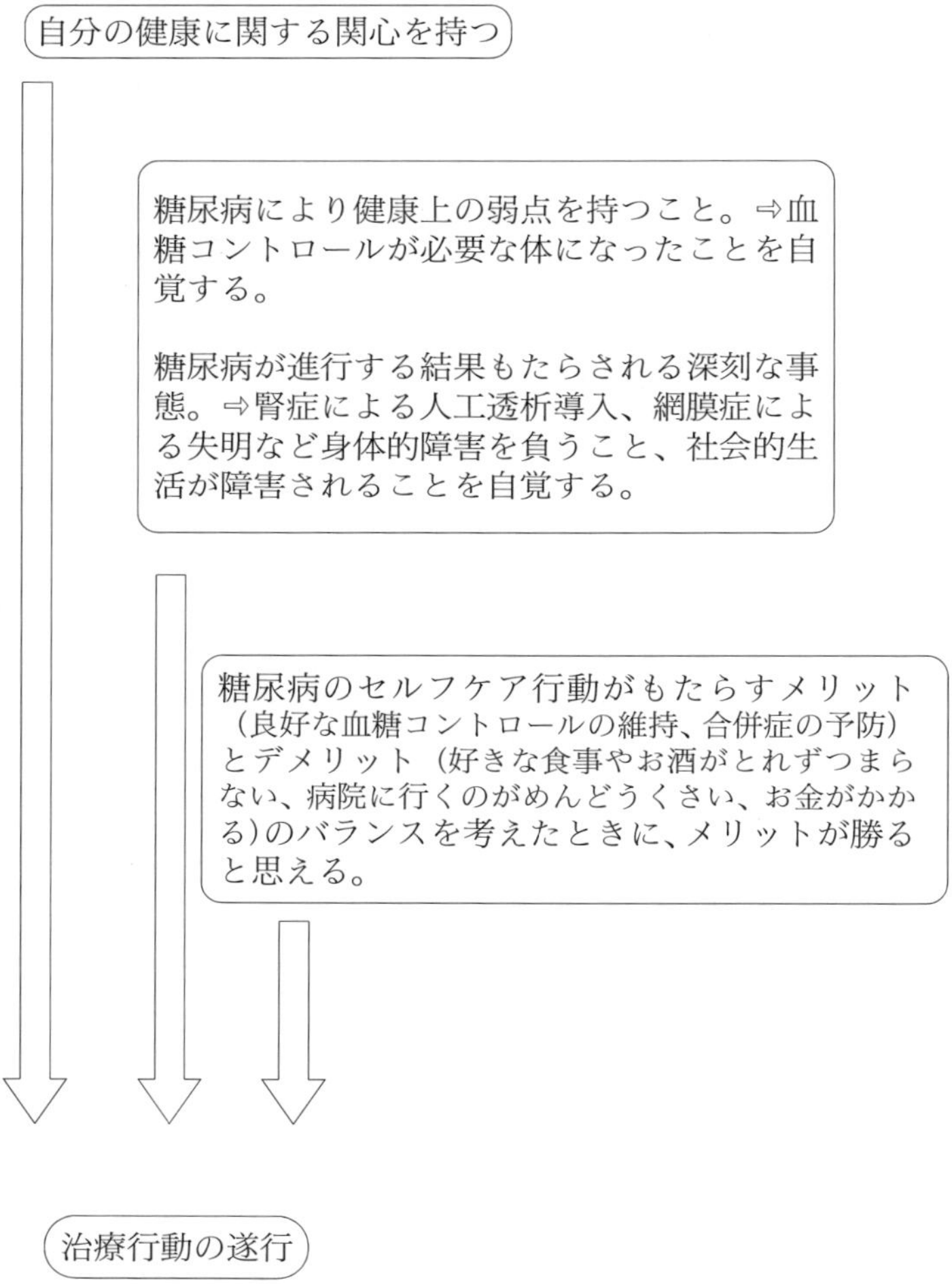
自分の健康に関する関心を持つ
糖尿病により健康上の弱点を持つこと。⇨血糖コントロールが必要な体になったことを自覚する。

糖尿病が進行する結果もたらされる深刻な事態。⇨腎症による人工透析導入、網膜症による失明など身体的障害を負うこと、社会的生活が障害されることを自覚する。

糖尿病のセルフケア行動がもたらすメリット（良好な血糖コントロールの維持、合併症の予防）とデメリット（好きな食事やお酒がとれずつまらない、病院に行くのがめんどうくさい、お金がかかる）のバランスを考えたときに、メリットが勝ると思える。

治療行動の遂行

図 3　健康信念モデルにもとづいて考える治療への動機づけ

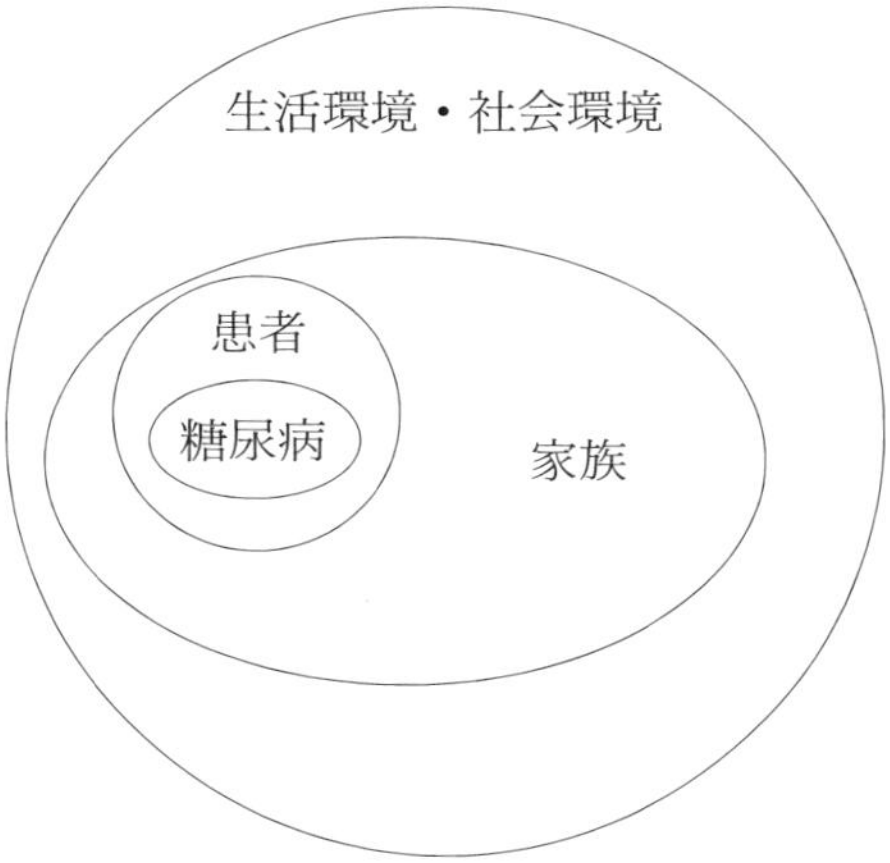


図４　糖尿病治療の対象となるもの

者さんだけではありません。糖尿病という疾患⇅糖尿病を抱える患者さん⇅家族（家庭環境）⇅生活環境（学校・職場環境、友人関係）を含めた広い視野が必要です（図４）。ライフスタイルに応じた考慮も必要です。たとえば、高齢の患者さんの場合、理解力・記憶力の低下を認めたり、訂正の困難ながんこな信念があったり、家族のサポートが得られにくい（独居、配偶者も高齢である）場合があるなど、考慮すべき点が多くあります。一方、思春期の場合は、両親からの自立、進学、就職、結婚などの社会的課題、さらに治療担当者の小児科から内科への移行など、特有の問題を抱えています。心身両面からのアプローチを行うには、医師による短時間の外来診療だけでは困難です。医師、看護婦、栄養士ほかの専門家で治療チームを形成して対応します。

治療のコンプライアンス〈患者が医師〈医療従事者、看護婦、栄養士〉の指示をどの程度忠実に守っているかという態度〉の良否にかかわる要因は、前述の、信頼ある治療者―患者関係、治療への動機づけに加えて、以下の二点があげられます。可能な限りのセルフケア行動の具体化と単純化（たとえば、「食事を制限する」というあいまいな指示はコンプラアンスの改善しない一原因。ながら食いの禁止、食事の場所を一ヵ所に限定、咀嚼中はいったん箸を置くなど具体的な指示が必要）、次に家族および社会的サポートシステムの確立です。患者さんにもっとも近い存在である家族の役割は、セルフケア行動の援助者であり、精神的なサポーターです。家族は患者さんとともに治療者にケアされる存在でもあり、治療者とともに患者さんを治療する治療チームの一員でもあります。患者さん同士の交流も重要なサポートシステムの一つです。グループの中のモデリング（コントロールが上手にできている患者さんのやり方にならう）効果が、コンプライアンスや精神状態の改善につながります。

治療中コンプライアンスが安定しない場合、精神的疾患の合併を検討します。玉井一ら[3]が問題症例が有する具体的問題点としてあげた中に、躁うつ病の合併例、アルコール常用者、摂食障害、人格障害、神経症の五項目が含まれています。また、不安定糖尿病の原因が精神的疾患による場合が非常に多いという報告もあります。[4]特にうつ病は、糖尿病患者の一五～二〇パーセントに合併します。糖尿病の血管合併症がうつ病を引き起こす生理学的要因となるのも一因です。うつ状態では、耐糖能の低下、抗うつ薬の副作用による血糖の上昇や肥満、飲酒や喫煙の増加、意欲低下によるセルフケア行動の乱れなどが急激なコントロール悪化を招きます。

最後に、患者さんのタイプによる治療構造の違いについてまとめます。

①消極的、依存的な場合…精神療法的アプローチ。患者さんの不安、恐怖、怒り、落ち込みなどの情動を理解しつつ、支持的に対応します。患者さんの気づきや成長を徐々に促す成長モデル。前述の疾患の受容段階の途中にいる場合や、治療者との間に積極的かつ協力的な関係が築けない場合（理解力に乏しい患者さんの場合も含む）に適応となります。家族の理解と協力も必要です。

②積極的、協力的な場合…行動科学的アプローチが可能。ある治療目標を立てて、体重測定、血糖・尿糖チェック、食事、運動などセルフケア行動に関するモニタリングを課題として与えます。社会的活動状況やストレスとの関連について行動分析を行い、適応的な生活習慣を形成していきます。血糖値や$HbA_{1c}$の値、合併症の評価などによる治療者からのフィードバック（患者さんのセルフケア行動の結果として現れたデータを伝えること）により適応的行動を強化します（適応的行動に対しては、治療者も家族も賞賛、不適応的行動に対しては関心を払わない）。各回に設定する目標は、なるべく達成する見込みの高いレベルにします（small step）。目標達成により患者さんの自己効力感（セルフエフィカシー）を高め、さらに治療に対する意欲を喚起するためです。

③いわゆる心身症タイプの場合…心身症タイプの人は、感情表現や想像力に乏しく（アレキシサイミア＝失感情症）、身体的自覚症状も感じられません（アレキシソミア＝失体感症）。ワーカホリック（仕

事中毒。働きすぎという自覚なく仕事そのものが人生となってしまっているような人）はこのタイプの典型例といえるでしょう。コントロール不良群の中でも、重篤な病態に進展しやすいという報告もあり、注意が必要です。精神療法への導入も難しい場合が多く、「そんなことがあったら、普通はかなり落ち込んじゃいますよね」などと、感情や身体感覚の気づきを促すアプローチを繰り返していくことが必要です。

## 重症合併症

治療法の進歩により、糖尿病性腎症による人工透析導入、糖尿病性網膜症による失明などのハンディキャップを負いながら生きる患者さんも増えています。実際、現在透析導入患者の約三〇パーセントが糖尿病性腎症です。

重篤な合併症の発症は、実存的不安を生じます。強い抑うつ、引きこもりが認められ、みずからの存在価値を否定したり自殺企図をすることがあります。ここまできてしまったらもうなにをしてもむだだと治療意欲を急激に喪失することもあります。人工透析中にむちゃな食事や飲水をしたり透析をさぼるなど命にかかわる問題行動をとるのも、一種の希死念慮の現れと考えられます。家族も含めた治療チーム全体でのサポートと、リハビリテーションなど具体的な援助が必要となります。

## おわりに

本稿は、糖尿病治療で問題となりやすい点を、心身医学的見地でまとめました。専門家集団である治療チームにより、さらに有効な心身医学的アプローチを検討することが今後の課題となります。

（元横浜労災病院心療内科・津久井はるみ）

# 甲状腺機能亢進症

## はじめに

甲状腺機能亢進症というのは、甲状腺におけるホルモンの産生および分泌が亢進しているため血液中の甲状腺ホルモンの濃度が上昇している状態ですが、原因にはさまざまなものがあります。本稿では、古くより「代表的な心身症」の一つとされてきた「バセドウ病」について述べたいと思います。

## バセドウ病とは

バセドウ病は、自己免疫疾患の一つで、自己の甲状腺に対する抗体（抗ＴＳＨ受容体抗体）が甲状腺を刺激するために甲状腺が腫大し、甲状腺ホルモンの産生・分泌が亢進しているものと考えられています。その原因には、遺伝的素因が大きく影響していると考えられています。また、患者数は、女性が男性の四倍くらいと女性に多いのが特徴です。

症状としては、汗をかきやすい（発汗増加）、疲れやすい（易疲労感）、動悸、ふるえ（振戦…手指、舌、まぶた、全身)、脈がはやい(頻脈)、いらいら感・不安などの精神症状、食欲亢進、体重減少、眼球突出など多彩なことが起こってきます。この中でも、頻脈、発汗増加、振戦は九〇パーセント以上の患者で認められています。また、バセドウ病の特有の症状として、もっとも重要な所見は、びまん性の甲状腺の腫大で、九五パーセント以上の患者で認められます。男性の八パーセントでは、周期性四肢麻痺といって、一時的に手足に力が入らなくなることもあります。

検査データでは、血液中の甲状腺ホルモンの上昇、甲状腺刺激ホルモン(ＴＳＨ)の低下、甲状腺ヨード摂取率の上昇、抗ＴＳＨ受容体抗体価の上昇などが認められます。

バセドウ病がはじめて報告されたころは、心因説で病態が説明されていましたが、前述しましたように最近では自己免疫説で説明されています。しかし、〝驚愕バセドウ病〟という言葉が存在しますように、古くから精神的ストレスを受けたあとにバセドウ病の発症を認めたという報告も数多く存在します。たとえば、Bram は、三三四三例中、八五パーセントに発病前に精神的ショックがあったという報告[1]をしています。その後、精神的ストレスとバセドウ病との関連については、関連があるという報告とないという報告がいくつかなされてきました。また、心身医学のパイオニアである Alexander は、代表的な七つの心身症(seven holy diseases)の一つとしてバセドウ病をあげており、それ以来精神分析的な研究も行われてきました。しかし、Bram の報告も含めて、従来の研究は、方法論的に十分とはいえず、そのために結果が一定しなかったと思われます。そして、精神的ストレスとバセドウ病の発症との関連について、きちんとした方法論にもとづいてなされた最初の研究は、一九九一年に発表されたWinsaらの報告でした。[2]それによりますと、生活上の陰性の大きなできごととバセドウ病の発症との関連が強く示唆されています。また、Winsaらの報告以降も、Soninoら、Kun、Radosalvljevieらの報告が相次いであり、[3、4、5]それらはいずれも精神的ストレスとバセドウ病の発症との関連を肯定する結果を報告しています。そして、本邦では、著者らのグループが一九九八年に精神的ストレスとバセドウ病の発症との関連について、きちんとした方法論にもとづいたわが国で最初の報告を行いました。[6]その中で、女性においては過去一年間に起こった生活上のストレスとなる大きなできごとがバセドウ病の発症と関連があることが示唆されました。また、それまでの報告と異なる点としては、精神的ストレスだけではなく、喫煙もストレスとは別に（ストレスによって喫煙本数が増えるという影響を除いても）バセドウ病の発症と関連があるらしいということです。さらに、こういった精神的ストレスや喫煙の影響は、女性にのみ認められて、男性では認められませんでした。これに関しては、もともと女性の患者数のほうが男性の患者数よりも多いということとも関連しているかもしれません。

このように、近年精神的ストレスとバセドウ病の発症との関連について、肯定する報告がなされていますが、メカニズムに関してはまだまだ解明されていません。現時点において説明するとすれば（あくまで推測の域を出ませんが）、精神的ストレスは免疫系に影響を与えることが知られていますので、その影響で自己免疫異常が発症した可能性が考えられます。しかし、詳しいメカニズムに関しては、今後の研究を待たねばなりません。

## バセドウ病の治療方法

大きく分けて、薬物療法（抗甲状腺薬、β遮断薬など）、手術療法（甲状腺亜全摘除術）、放射性ヨード療法の三種類があります。いずれにしても、身体的治療が基本となります。それでは、発症に関しては、精神的ストレスと関連がありそうだということはわかってきましたが、発症してしまったあとの治療に心療内科がかかわるのはなぜでしょうか？

このことに関しては、二つの側面から考えていく必要があると思われます。一つは、バセドウ病自体の症状の中に精神症状が含まれており、心理面に関する治療も必要となる場合があることです。もう一つは、バセドウ病の発症だけではなく、発症したあとの経過にも心理的ストレスが影響する可能性があることです。

まず一つめのバセドウ病の精神症状に関してですが、九九パーセントの患者にnervousness（神経質さ）が認められるといわれています。いらいらして落ち着かず、活動的で、神経過敏で、情緒不安定となり、最初から精神科を受診する場合も少なくないようです。この傾向がより顕著になると、気分高揚、興奮など軽い躁状態になったり、逆にうつ状態になることもあります。また、ときには被害妄想、幻聴など精神病様の症状を呈したために、バセドウ病とは気づかれずに、精神疾患として治療されていたということも、稀にあるようです。また、甲状腺機能が正常化したあともしばらく精神症状が残ることもあります。このように、甲状腺機能の亢進という身体的な病気による精神症状ではありますが、心身両面からの治療が必要になることも少なからずありますので、心療内科で診る病気の一つと考えられます。

次に、バセドウ病の経過に心理的ストレスが関係している可能性が考えられることに関してですが、もし、関係しているなら、心理的ストレスを緩和するような心理社会的側面からのアプローチがバセドウ病の経過にも治療的な意味を持つことになります。しかし、従来、臨床的な印象では、心理的なストレスがバセドウ病の経過にも悪影響をおよぼしている可能性が示唆されていましたが、きちんとした研究による報告はほとんどありませんでした。そこで著者らは、心理的ストレスとバセドウ病の薬物による治療経過との関連を調査し、日常の慢性的なストレスが治療経過に悪影響をおよぼしている可能性を報告しました[7]。治療経過に関しては、発症のときとは違い、生活上の大きなできごとではなく、日常の慢性的なストレスが影響しているという点が特徴的でした。この報告により、心理的ストレスがバセドウ病の発症だけではなく、経過自体にも悪影響を与える可能性が示唆されましたので、心理社会的側面からのアプローチも必要であると考えることも合理的であると思われます（心理社会的側面からのアプローチの効果に関する研究を行なわなければ、厳密な意味での心理社会的側面からのアプローチの必要性はいえませんが）。具体的には施行しやすい方法としては、環境調整や自律訓練法などのリラクセーション法が考えられます。自律訓練法は手軽に誰にでも自宅でできる方法ですので、付録として具体的な方法を後に示しておきます。

以上のような理由で、バセドウ病が心身症の一つであるということと、治療にも心身両面からのアプローチが必要になるということがいえると思われます。

## 自律訓練法

自律訓練法は次の通りです。

準備公式…「気持ちが落ち着いている」
第一公式…「右手が重たい」
「左手が重たい」
「右足が重たい」
「左足が重たい」
第二公式…「右手が温かい」
「左手が温かい」

「右足が温かい」
「左足が温かい」
第三公式…「心臓が穏やかに規則正しく打っている」
第四公式…「楽に息をしている」
第五公式…「おなかが温かい」
第六公式…「額がここちよく涼しい」

〈始める前に〉

はじめのうちは、できるだけ静かな、あまり明るすぎない、落ち着ける場所で練習するのがよいでしょう。柔らかい布団の上にあおむけに寝転んで、ネクタイやベルトを緩め、両腕を軽く伸ばし、両足は少し開いておきます。肘や膝は緊張を感じない程度に、心持ち曲げておくほうがよいでしょう。椅子やソファに腰かけて行う場合は、楽に腰かけ、両腕は肘かけに乗せるか、太腿の上に置きます。両足は肩幅の広さに広げて、足は床から離れないようにしておきます。頭の位置はもたれさせるか、前にだらんと下げるとよいでしょう。

次に軽く目を閉じてから、ゆっくりと腹式呼吸を行います。呼吸のリズムが一定してきたところで、「気持ちが落ち着いている」という言葉（準備公式…安静練習）を、頭の中で息を吐くときに合わせて唱えます。これを三回繰り返したあとで、次に示す練習に移ります。

〈第一公式…重感練習〉

「右手が重たい」→「左手が重たい」→「右足が重たい」→「左足が重たい」

〈第二公式…温感練習〉

「右手が温かい」→「左手が温かい」→「右足が温かい」→「左足が温かい」

以上の言葉を、最初の「気持ちが落ち着いている」と同様、息を吐くときに合わせて頭の中で唱えます。それぞれの言葉を三回ずつ繰り返したあとで、次の言葉に移ります。

〈第三公式～第六公式〉

前に第三公式～第六公式を示しておきましたが、一般的には、第二公式の温感練習までで十分リラクセーションが得られるようですので、第二公式までの練習だけでよいでしょう。

〈取り消しの動作〉

練習が一通り終わったら、そのまま眠ってしまう場合以外は、必ず取り消しの動作を行う必要があります。そうしないと、少しボーッとした状態が続いたり、立ちくらみを起こしたりすることがあります。取り消しの動作は、両手を握り、少しずつ力を入れて、両腕を五～一〇回ぐらい強く屈伸してから、大きく背伸びをするように、二、三回深呼吸を繰り返してから目を開きます。

普通、両手両足が重く感じるまでに二～三週間かかりますが必ず誰にでもマスターできますので、気長に毎日練習することが大切です。

（東京大学医学部附属病院心療内科・吉内一浩）

# 摂食障害

## はじめに

摂食障害という言葉が耳慣れなくても、拒食症・過食症といえば、ちまたの会話やメディアでもずいぶんとなじみのものになっているのではないでしょうか。後ほど細かい診断基準について述べることにしますが、摂食障害とは文字通り「食」をめぐっての行動異常を前景に表す疾患を指します。

しかし、それらの症状はあくまでも海面に浮き出ている氷山の一角にすぎません。なぜなら、近年の病態理解によると、この疾患の本質は早期母子関係の障害に由来する人格発達上の問題であると考えられるようになっているからです。この病気にかかわる人々が、「一筋縄ではいかない」と手ごわさを思い知らされるのも、このような背景があるからなのでしょう。それでも病者らは、心の奥底で常に心身の健康を取り戻すための援助を求めています。私たちが、この病気を少しでも的確に理解し、しかるべき援助を提供できるようになるための手引きとして、本稿が役立つよう解説していきたいと思います。

## 疾病概念と診断基準

摂食障害とは、器質的疾患あるいは特定の精神疾患（たとえばうつ病など）に起因せず、精神的な原因によって食行動の異常をきたす病態の総称です。不食による極端なやせを主徴候とする神経性食思不振症（Anorexia Nervosa、以下AN）と、むちゃ食いを主徴候とする神経性過食症（Bulimia Nervosa、以下BN）とに大別されます。

ちまたで言うところの拒食症は前者に、過食症は後者に該当します。ここで一つ注意してほしいのは、「Anorexia＝食欲がない」という単語についてですが、この言葉はこの疾患の病態を必ずしも正確に表していません。というのも、本症者は食欲がありながら、体重や体型への強いこだわりのためにみずから極端に節食しているからです。しかし、本症をロンドンの内科医ガル（Gull, W.）が一八七三年に初めて「Anorexia Nervosa」と命名したことから、今日でもこの名称が継承されています。[1]

次にさまざまな診断基準を示しましたが、診断基準としては、近年アメリカのＤＳＭ-Ⅳ（精神障害の分類と診断の手引）を採用する向きがありますが、食思不振症については厚生省研究班のものを用いることも多いようです。

○神経性食思不振症（AN）の診断基準（厚生省特定疾患・神経性食思不振症調査研究班）

㈠標準体重のマイナス二〇パーセント以上のやせ。

㈡食行動の異常（不食、過食、隠れ食いなど）。

㈢体重や体型についてのゆがんだ認識（体重増加に対する極端な恐怖など）。

㈣発症年齢…三十歳以下。

㈤（女性ならば）無月経。

㈥やせの原因と考えられる器質的疾患がない。

（備考）㈠㈡㈢㈤は既往歴を含む。六項すべてを満たさないものは疑診例。

○神経性食思不振症（AN）の診断基準（DSM-Ⅳ、抄訳）

㈠年齢と身長に対する正常体重の最低限、またはそれ以上を推持することへの拒否。

㈡体重が不足していても、体重が増えること、または肥満することに対する強い恐怖。

㈢自分の体重または体型の感じ方の障害…自己評価に対する体重や体型の過剰な影響、または現在の低体重の重大さの否認。

㈣初潮後の女性の場合は、無月経つまり月経周期が連続して少なくとも三回欠如する。

病型の特定（制限型か、むちゃ喰い・排出型か）。

○神経性過食症（BN）の診断基準（DSM-Ⅳ、抄訳）

㈠むちゃ喰いのエピソードの繰り返し。むちゃ喰いのエピソードは以下の二つによって特徴づけられる。

①ほかとはっきり区別される時間のあいだに、ほとんどの人が同じような時間に同じような環境で食べる量よりも明らかに多い食物を食べること。

②そのエピソードのあいだは、食べることを制御できないという感覚。

㈡体重増加を防ぐために不適切な代償行動を繰り返す。たとえば、自己誘発性嘔吐、下剤、利尿剤、浣腸、またはその他の薬剤の誤った使用、絶食、または過剰な運動。

㈢むちゃ喰いおよび不適切な代償行動はともに、平均して、少なくとも三カ月間にわたって週二回起こっている。

㈣自己評価は、体型および体重の影響を過剰に受けている。

㈤障害は、神経性食思不振症のエピソード期間中にのみ起こるものではない。

病型の特定（排出型か、非排出型か）。

ＡＮの鑑別診断として、精神疾患では、精神分裂病、うつ病、心因反応があります。また身体疾患では、種々の検査所見異常をともなうために、慢性膵炎、肝炎、甲状腺機能低下症、汎下垂体前葉機能低下症などを鑑別することが必要です。摂食や体重などに関連した特異的な症状や行動に着目すると、診断は比較的容易ともいえます。しかし、「体重や体型についてのゆがんだ認識」について、患者が当初は認めようとしないこともあることを頭に入れておいてください。

もう一つ、ANとBNとの関連について、説明しておきましょう。BNの診断基準の㈣に、「自己評価は、体型および体重の影響を過剰に受けている」とありますが、これはとりもなおさずANの特徴でもあることがおわかりでしょう。すなわちANとBNは相互排除的ではなく、相互移行的・重複的な臨床形態なのです。以前はAN患者がBNをともなうことは少なかったのですが、最近はAN患者の五〇パーセント以上が、発症後数カ月から数年のうちにBNを合併するといわれていて、その場合にはANとBNの両方の診断をつけることになっています。(2)

## 疫学

本症は、若い女性に好発する疾患です。疫学的な調査(3、4、5)によると、ANの発症年齢は十代の後半から二十代前半にピークがあり、平均年齢は十八歳ですが、近年低年齢および高年齢の両方向に拡大する傾向があります。男性例は約五パーセントであり、圧倒的に女性に多い疾患です。BNはANより発症年齢がやや高く、近年増加しています。予後は調査によりばらつきはありますが、全体のおよそ三分の一が治癒し、三分の一が軽快しています。しかし一ないし二割は不変のまま遷延し、全体の五パーセント前後が死に至っており、死因としては低栄養による衰弱死および自殺が多いようです。一般に若年発症のほうが治癒率が高く、一方罹患期間が十年を超える症例、過食・嘔吐や下剤乱用が常習化している症例、盗癖、性的逸脱行為、あるいは自己破壊的行動化をともなう症例には難治例が多く見られます。

## 病因

病因に関しては、さまざまな方面からの理解が試みられています。多くの因子が複雑に相互に関連していると考えられており、それらを多次元的に理解することが大切です。具体的には、社会・文化的因子、家族因子、個人心理学的因子、生物学的因子などがあげられます。

### 社会・文化的因子

「女性はやせていることが望ましい」といった現代社会の風潮に、現代女性が多大な影響を受けていることは無視できない事実でしょう。また、女性の社会的進出の可能性が広がったことも見逃せません。それによって、女性は成長過程でさまざまな選択肢の中からみずからの人生の進路を決定するという重大な課題を背負うことになったわけです。このような背景が、自我同一性の確立という思春期・青年期における大きな発達課題をこなす途上での困難をもたらし、発症に至らしめると考えられます。

## 家族因子

現代家族の特徴として、核家族化、父権の低落、母性原理の優位化が指摘されており、その結果として、母子密着度が増大し、母親の子どもに対する過干渉が生じてきます。そしてこれらは摂食障害患者の家族の特徴とされていることでもあります。システム論的家族療法の発展にともない、患者を含むシステムとしての家族の機能不全が注目されるようになってきました。たとえばミヌーチン（Minuchin, S.）は、本症者の家族の特徴として、①家族成員間の境界が不明瞭で、極端に近く絡み合っていること、②家族外に対して過度に防衛的なため、子どもの社会的自立性や活動性が育ちにくいこと、③家族内での意見の相違を否認して葛藤を回避し、表面上の平静を保とうとすることをあげています。[6] ここで注意してほしいのは、「母親の育て方が悪かった」というように悪者を作るのではなく、あくまでも関係性について注目しているという点です。

## 個人心理学的因子

古くはクリスプ（一九六八年）、ブルック（一九七三年）などが、独自の病因論を展開しました。前者は、思春期の身体的変化を受容できないため成熟拒否をきたし、心理生物学的に思春期以前の存在様式に退行し、安全感を得るというものでした。また後者は、やせることが、患者の無力感や内的空虚感を払いのけるための独特の試みであると主張しました。さらに、ANには養育者の子ども自身のニードを無視した押しつけがましい養育態度によって生じた自己、同一性、自律性の基本的欠損が認められるとしたのでした。

一方、本症に対する精神分析的理解は、かつては古典的欲動論が主流でした。すなわち、患者は父親とのエディプス的近親姦および妊娠願望を抱きながら、それにまつわる超自我的不安と罪悪感に耐え兼ねて、前性器的（肛門期的および口愛期的）発達段階に退行し、母親あるいは母親を表象する食物との間に病的状況をきたすという理解です。このようなとらえ方は、本症患者に誘惑的父娘関係や性的虐待の既往が少なくないという最近の実証的報告を考慮すれば、必ずしもその価値を失ったわけではありませんが、今日では異なる観点からの理解に焦点が移りつつあるとの指摘を菊地孝則がしています。そしてさらに、近年の本症に対する精神分析的病態理解を、欲動、自我、自己、および対象関係の四つの観点から概観し、以下のように総括しました(7)。

「今日、本症の病理の起源として、早期の母子関係性の障害が注目されている。本症患者はその過程でよい対象関係を十分内在化できず、その結果自我および自己の深刻な障害を抱えている。患者はそれらを対象への病的依存によって補わざるをえないが、そのような依存対象との分離の脅威が差し迫ると、対象を喪失し自己が枯渇あるいは解体してしまうという深刻な不安に直面することになる。摂食障害のさまざまな病態は、これらの不安に対して未熟な自我が繰り出す病的防衛の表現と理解される」

これをもっと平たく言えば、「私はこれでいいんだ」という自分に対しての確信や安心感が持てないため、ほかの人からの承認や評価といったフィードバックなしには自分を保つことが難しいということになりましょう。そしてほかの人からのフィードバックを失った場合には、やせた身体や体重を示す数値が唯一の自己証明、存在価値となってしまうのです。また菊地孝則はこの病的防衛の例として、以下のようなものをあげています。

すなわち、母性的な愛情への渇望とそれを奪われ失うことへの怒りは、母性を表象する食べ物あるいは母親自身との間に葛藤に満ちた関係をもたらし、ときには性的欲求と混同されて性的逸脱行為を生じることがあるとしました(1)。

あるいは喪失の不安や欲求不満に陥れるもととなる依存欲求そのものを否認し、むしろ自己愛的で全能的な世界に逃れようとするため、対人関係から引きこもり、孤立したり、食物や身体あるいは母親を意のままに支配しようとしたり、躁的な過活動を呈するようになるとも述べています(8)。さらに、過食嘔吐行為中の患者の意識は、食べて吐くという行為とその際の身体感覚に集中し、苦痛な内的体験から切り離され解放されており、これも病的な防衛の一つとして指摘しています。

### 生物学的因子

生物学的因子についてさまざまな報告がありますが、まだ確実なものはありません。食欲中枢は視床下部に存在し、外側野の摂食中枢と腹内側核の満腹中枢より構成され、種々のホルモン、代謝物質、神経伝達物質による調節を受けているとされています。摂食行動に影響をおよぼす神経伝達物質には、ノルアドレナリン、ドーパミン、セロトニンなどがあります。最近の研究では、視床下部—室傍核近傍領域におけるセロトニン系神経伝達とノルエピネフリン神経伝達との拮抗作用が重要視されるようになっています。(2) またこれらの機構が、脳の発達する人生早期の母子関係の質に左右されることも明らかになってきました。

## 症状および検査所見

### 身体的症状

多くの場合、極端なやせあるいは肥満をきたします。またやせにともない、無月経、便秘、低血圧、徐脈、低体温、産毛密生、脱毛、貧血、低血糖なども認められます。一方過食では浮腫、繰り返される嘔吐には虫歯の随伴が多くみられます。

## 行動・情緒面の症状

食行動の異常として、不食、偏食、過食、嘔吐のほかに、隠れ食い、盗み食い、選食（カロリーの少ないものを選んで食べる）などがみられます。また、異常に料理や食物に関心を示して料理を作ったり、人（特に母親）に食べることを強要したり、食物を収集して隠したり、吐いたものをしまったり、同席食事をいやがり一人で食事をするような、食にまつわる行動異常もきたします。活動性の亢進は、体重減少を増進するための行動の一面でもあり、患者がやせ細った身体でピョンピョンと動き回る姿は、見るものの側に奇異な、しかし痛々しくもあるという印象を抱かせるものです。

また睡眠時間を削り、強迫的に勉学に励んだり、家族の世話焼きに没頭することもあります。そのほか、下剤、利尿剤、やせ薬などの乱用、盗癖、性的逸脱行為、他者（特に母親）への暴力行為、自殺企図を含むさまざまな自己破壊的行動もみられます。ここで一つ注意を要するのは、患者の愁訴と実際の所見には差異があるということです。すなわち、本症患者には自己像や身体感覚、思考についての不適切で不合理な認知があるため、たとえば客観的には食べていないし異様にやせているのに、患者は「食べすぎて太った」と訴えることがありうることを念頭に置いておきましょう。また、ときには平然とうそをつくことも忘れてはなりません。

情緒的には概して不安定で、心の奥底では空虚感にさいなまれているにもかかわらず、かりそめの自己主張に固執し、強迫的で周囲からは孤立し、情緒的に引きこもりがちです。拒食期には、やせた身体を理想化し、やせの追求が成功裏に進んでいるため、気分は高揚して万能感を抱いています。しかし、ひとたび過食期になるとやせの追求が破綻するため、自己不全感が募り、抑うつ感、無気力、倦怠感などが前景に出てきます。また家族、特に母親とは非常に両価的な関係を呈し、攻撃と支配の対象としながら密着し、過度に依存的にもなります。[1]

## 検査所見

体重減少が進行するにつれて、多くの症例で飢餓による二次的な異常所見をきたします。低蛋白血症、貧血、白血球減少、体蛋白の崩壊による尿素窒素の上昇、脂質代謝異常による高コレステロール血症がみられます。血清アミラーゼが上昇することがありますが、過食・嘔吐による唾液腺腫脹のためのS分画の上昇であることが多いといえます。頻回に嘔吐したり、下剤や利尿剤を乱用する症例では、しばしば低K血症を認めます。また、内分泌学的検査や視床下部下垂体機能検査で異常をきたすことも多くみられます。

## 治療

本疾患が、人格の未成熟さが繰り出す病的な防衛とその結果が織りなす深刻な病態であることは、これまで述べてきたことで理解していただけたと思いますし、その治療が一筋縄ではいかぬことも想像できることでしょう。単に食行動の改善や身体状況の回復だけでは根本的治療とはならず、基盤にある人格の病理に対するなんらかのアプローチが必須となります。すなわち、患者が治療的なかかわりを通してよい対象関係を取り入れることによって、外的なもの（やせた身体や他者の評価など）に病的に依存しなくても安定した自己感を持てるようにすることが重要です。

## 一般診療の場面で

患者（特にANの場合）は症状の自我親和的性質のために病識に乏しく、みずから治療を求めてやってくることは少ないものです。しかし、本症者の人格のすべてが病的要素に支配されているのではありません。心の中では病的自己と健康な自己が戦争状態にあり、健康な自己は治療者と手を結ぶことができるのです。患者の中のこの健康な自己を捜し、同定し、手を結ぶことが治療者が行う最初でかつもっとも重要な仕事であると松木邦裕は指摘していますし[9]、私も同感です。たとえば、「人の評価を気にしてがんばってきたが、内心窮屈で疲れている」とか、「人から嫌われるのが恐くて、ノーと言えない」といった苦悩を治療者と共有することも、治療の取っかかりになりましょう。

また、治療を続けていくうえでの落とし穴として、彼女らの「見かけ上の適応のよさ」があげられます。患者が治療者の思惑通りに内省的な洞察まがいのことを語り、さも順調に治療が進んでいるかのようにみえるときが要注意です。実際のところ体重減少が進行していたり、家庭内では暴力行為におよんでいたりということが発覚し、治療者が愕然とさせられることがあるからです。ですから身体状況の的確な把握、家族からみた家庭での状況など、治療者は視野を広く持って統合的に患者を把握する必要があります。薬物療法に関して、わが国ではまだ食欲調節薬は発売されておらず、精神症状に対して対症的に抗不安薬や抗うつ薬を投与しますが、著効は期待できません。

**入院治療**

本症の治療は外来診療が基本ですが、次のような局面では入院を考慮すべきで、[1] いたずらに外来診療で時間を費やすことなく、迅速な決断が必要です。

①著明なやせ（標準体重の六〇パーセントが一つの目安）など身体的危機が切迫しているとき。
②自己破壊性が切迫しているとき。
③家族の混乱が著しく、療養環境として不適切なとき。
④治療動機に乏しく、外来では治療関係を形成できないとき。
⑤インテンシブな治療を提供できる入院設定があるとき、などです。

入院治療の詳細については割愛しますが、まずは入院という保護的環境下で食行動異常を改善し、身体状況を回復させ、一日三度の食事を規則正しく摂取できるようになることを目標とします。経口摂取が進まず身体的危機が切迫しているときは、中心静脈栄養を用いることもあります。もちろん身体的治療だけでは片手落ちで、精神面の治療の両方を組み合わせて心身両面から治療していくことになります。

**専門的治療**

本症の病態をどの観点からとらえ、なにを治療目標とするかによって、次にあげるような立場の異なる治療法が選択されます(1)。

行動療法では、症状を強化する因子を除去し、正常な食行動を強化する因子を加える技法が用いられます。体重や食行動の比較的速やかな回復が得られますが、人格の病理にまでアプローチするものではありません。

認知療法では、本症者の認知、すなわち物事の解釈の仕方のゆがみを修正することに焦点をあてますが、知的理解を超えて人格の統合や成熟をもたらすことは容易ではありません。

精神分析的精神療法では、転移の吟味を通して患者が自己理解を深め、内的な成長を手に入れることを目指します。より本質的な治療ではありますが、相当な期間と労力を要するので、事前に分析可能性を査定する必要があります。

家族療法では、家族システムの問題を同定し、積極的な介入によって機能的に変化させることを目指します。最近は、患者個人へのほかのアプローチと併用されることが多いようです。

## おわりに

摂食障害は、つまるところ人格の病といえます。このことを考慮に入れない治療的対応は、たとえ一時的に効果があるようにみえても、結局は不毛なものに終わることでしょう。患者の中にある治りたいという健康な部分を、私たちはしんぼう強く支え続けていきたいものです。

（長谷川病院心療内科・村岡倫子）

# 頭　痛

## はじめに

心療内科に頭痛を主訴として患者さんが受診する場合、そのほとんどすべてが慢性頭痛と考えてよいでしょう。その経過中に心理社会的要因に修飾され、遷延化し、慢性的な頭痛に悩まされているケースが大部分なのです。われわれが心療内科外来で、こういった慢性頭痛の患者さんを診る場合に注意しなければならないポイントを考えてゆくことにしましょう。

## 器質性（二次性）頭痛を除外すること

心療内科での頭痛は遷延化しているケースが大部分であると述べましたが、やはり、器質性頭痛を除外することは、次にあげる二つの点において重要な意味を持っています。まず第一に、これはごく稀なケースですが、なんらかの器質性疾患が見逃されている場合も存在するということ、そして第二に、患者さんが心配しているのもそのこと、つまり自分の頭痛はひょっとしてなにか重篤な脳の疾患から生じているのではないかと思い悩んでいるケースが多いということなのです。

心療内科領域ではさまざまな愁訴が聞かれますが、その中でも「頭痛」は患者さんがもっともつらく、なんとか治療してほしいと強く訴える症状の一つです。その理由を考えると、おそらくものごとを感じ、考え、行動することをつかさどる、私たちにとってもっとも重要な器官である脳の周辺が痛むということで、みずからの脳自体がなんらかのダメージを負ったように感じるからではないでしょうか。「このまま、自分の頭はおかしくなってしまうのではないだろうか」、「ひょっとして、自分は脳腫瘍ではないだろうか」、「このままいくと、脳出血でも起こしてしまうのではないだろうか」と。

実際のところ、頭蓋内外において痛覚受容体が分布する組織は、頭部周辺の筋、血管や末梢神経、それに硬膜の一部であり、脳実質は痛みを感じません。しかし、患者さんたちは脳自体に頭痛の原因があると心配している場合が多いのです。どの頭痛のケースもすべて詳細な検査が必要であるというわけではありませんが、こういった不安を持っている患者さんに対してはそれを解消してあげるためにも、また少しでも器質的病変が疑われるような場合にはそれを除外するためにも、初診時には眼底検査や理学的、神経学的診察を、そして外来初期の時期に最低一度ぐらいは画像診断を行ってもよいと思います。そして実際に患者さんに脳自体には病変のないことを具体的に示してあげ、その頭痛が決して致命的な病気につながらないことをよく説明してあげることが大切です。そうすることにより、患者さんの心理的な不安はかなり解消されることと思います。

## 病態の鑑別診断に関する問題点

**頭痛の分類に関して**

従来頭痛は次のようにＮＩＨの Ad Hoc Committee によってまとめられた一五分類に従って、分類されてきました。

頭痛の分類[3]（Ad Hoc Committee, NIH, 1962）

①片頭痛型の血管性頭痛。
　a 古典型片頭痛。
　b 普通型片頭痛。
　c 群発頭痛。
　d 片麻痺性および眼筋麻痺性片頭痛。
　e 顔面下半性頭痛。
②筋収縮性頭痛。
③血管性頭痛＋筋収縮性頭痛（混合性頭痛）。
④鼻の血管運動性反応を示す頭痛。

⑤妄想、転換、心気症として訴える頭痛。
⑥非片頭痛性血管性頭痛。
⑦牽引性頭痛。
⑧頭蓋の炎症による頭痛。
⑨眼疾患による頭痛。
⑩耳疾患による頭痛。
⑪鼻、副鼻腔疾患による頭痛。
⑫歯疾患による頭痛。
⑬その他の頭蓋、頸部疾患による頭痛。
⑭頭蓋の神経炎。
⑮三叉神経と舌咽神経痛。

しかし、近年片頭痛を血管性頭痛とするのに問題があるということなどから新分類の必要性が叫ばれ、一九八八年にＩＨＳ（International Headache Society）による頭痛の新分類が構成されました（表１）。この新分類も片頭痛、緊張型頭痛、群発頭痛といった機能性（一次性）頭痛と器質的疾患にもとづいた二次性頭痛とにわけられている点では、基本的に Ad Hoc Committee による旧分類と

表１　頭痛の分類（International Headache Society, 1988）

| | |
|---|---|
| 1．片頭痛<br>1.1　前兆をともなわない片頭痛。<br>1.2　前兆をともなう片頭痛。<br>1.3　眼筋麻痺性片頭痛。<br>1.4　網膜片頭痛。<br>1.5　小児周期性症候群（片頭痛との関連が示唆されるもの）。<br>1.6　片頭痛の合併症。<br>1.7　上記分類に属さない片頭痛。<br>2．緊張型頭痛<br>2.1　反復発作性緊張型頭痛。<br>2.1.1　頭部筋群の異常をともなう反復発作性緊張型頭痛。<br>2.1.2　頭部筋群の異常をともなわない反復発作性緊張型頭痛。<br>2.2　慢性緊張型頭痛。<br>2.2.1　頭部筋群の異常をともなう慢性緊張型頭痛。<br>2.2.2　頭部筋群の異常をともなわない慢性緊張型頭痛。<br>2.3　上記分類に属さない緊張型頭痛。 | 3．群発頭痛および慢性発作性片側性頭痛<br>3.1　群発頭痛。<br>3.2　慢性発作性片側性頭痛。<br>3.3　上記分類に属さない群発頭痛類似疾患。<br>4．器質的病変をともなわない各種の頭痛<br>4.1　特発性穿刺様頭痛。<br>4.2　頭部圧迫による頭痛。<br>4.3　寒冷刺激による頭痛。<br>4.4　良性咳嗽性頭痛。<br>4.5　良性労作性頭痛。<br>4.6　性行為にともなう頭痛。<br>5．頭痛外傷にともなう頭痛<br>6．血管障害にともなう頭痛<br>7．非血管性頭蓋内疾患にともなう頭痛<br>8．原因物質あるいはその離脱にともなう頭痛<br>9．頭部以外の感染症にともなう頭痛<br>10．代謝障害にともなう頭痛<br>11．頭蓋骨、頸、眼、耳、鼻、副鼻腔、歯、口あるいはほかの顔面、頭蓋組織に起因する頭痛あるいは顔面痛<br>12．頭部神経痛、神経幹痛、求心路遮断性疼痛<br>13．分類できない頭痛 |

変化はないのですが、疾患の原因については言及せず、それぞれの症状の特徴を診断基準としてまとめている点が大きく変わった点です。従来血管性頭痛としてあげられていた片頭痛や群発性頭痛を独立させると同時に、それとは逆に、かつては筋収縮性頭痛、緊張性頭痛として区分していたものをまとめて、緊張型頭痛としてとらえています。旧分類で「混合性頭痛（combined headache）」や「妄想、転換、心気症として訴える頭痛」としてとらえられていたものも、この緊張型頭痛の中に取り込まれました。

さて、われわれ心療内科医が外来で慢性頭痛の患者さんたちを診断するうえで、この新分類はさまざまな功罪をもたらすことになったように思われます。この新分類は診断基準も比較的厳密に定められており、下位分類も次のように詳細にわけられているのが特徴です。

緊張型頭痛の発症要因に関する項目（第四位項目）

0．発症要因が認められない
1．以下の2～9の要因が複数個認められる
2．顎関節の障害
3．心理的ストレス
　DSM-Ⅲ-Rの心理・社会的ストレス尺度のうち④～⑥に相当する（①ストレスがない、②

軽度、③中等度、④重度、⑤極度、⑥破壊的)。

4．不安

DSM-Ⅲ-Rの不安障害の診断基準を満たす。

5．抑うつ

DSM-Ⅲ-Rの感情障害の診断基準を満たす。

6．妄想や思考障害による頭痛（心因性頭痛）

DSM-Ⅲ-Rの身体的妄想や身体表現性障害の診断基準を満たす。

7．筋肉ストレス

8．緊張型頭痛に対する薬物の過剰使用

9．以前より存在した緊張型頭痛が、頭痛の分類（表1）の5～11にあげた障害により増悪している場合

心理・社会的ストレス、不安、抑うつ、妄想や身体表現性障害といったように、その発症原因を細かく特定できるようになった点など、かなり詳細に類別可能になったと感じる反面、われわれが日常に診る慢性頭痛は、多少なりとも混合性頭痛の色彩を持っているわけであり、この新分類で単一に分類することは不可能となりました。こういった場合、IHS分類では合致する診断名を併記

することを原則としているため、一人の患者さんが複数の診断名の頭痛を持つことになってしまい、臨床的に煩雑にならざるをえません。

しかし、新分類が導入されて以来、どういった頭痛が主な要素となっているのかということを見極める必要が生じたため、従来以上に問診によるアプローチが重要となってきたのも事実です。こういった慢性頭痛の患者さんに対しても、基本に立ち戻り、次のような点に関して詳細な問診をとることが大切です。

①頭痛の性状…均一性か拍動性か、発作性か持続性か、また頭痛の強さはどうなのかなど。
②頭痛の部位…片側性か、両側性か、どの部位が痛みの中心なのかなど。
③出現の様子…誘因や前駆症状、随伴症状があるのかなど。
④時間的経過…発症年齢、経過について、また実際の頭痛の好発時間、持続時間、頻度、季節性など。
⑤家族歴、生活様式、性格…環境や個人の性格傾向によっても生じやすいタイプの頭痛があるといわれています。
⑥内服薬の有無…慢性頭痛の場合、クスリの飲みすぎによって頭痛が悪化していることもあります。

このように、新分類にもとづいた頭痛の鑑別診断を行うことにより、混合性頭痛でも、どういった頭痛が中心なのかということを把握することができ、治療方針の目安にすることもできるわけです。つまり患者さんの病態を把握することにより、その頭痛を引き起こしている主な組織を推定することができますし、また心理・社会的ストレスに関しても、いつごろからどのような形で頭痛に関与するようになったのかということも把握することができ、心身両面からの治療アプローチが可能となるのです。

## 代表的な機能性頭痛

代表的な機能性頭痛である緊張型頭痛と片頭痛に関して、その典型的な特徴をあげてみましょう。

①緊張型頭痛

新分類においては、従来、筋収縮性頭痛、緊張性頭痛、心因性頭痛、混合性頭痛などと呼ばれていたものを総称して緊張型頭痛としてとらえています。慢性頭痛の中でももっとも多く認められるもので、肩こりを主訴に来院される場合もあります。この緊張型頭痛は病期が長いのも特徴です。発症は比較的穏やかで、後頭部の頭重感から始まり、後頭部痛あるいは両側の全頭部痛に広がる場合もあります。性状としては非拍動性の被帽感、緊縛感、圧迫感といった頭重感を訴える場合が多いのですが、ときに拍動性を思わせるような訴えもありますので、心拍と一致した拍動か否かを確認し、血管性頭痛と鑑別することが大切です。
ここに、緊張型頭痛の診断基準[5]を示します。

一、反復発作性緊張型頭痛（episodic tension-type headache）

A、次のB〜Dを満たす頭痛が一〇回以上ある。頭痛の日数は一カ月に十五日以下。

B、頭痛の持続は三十分〜七日。

C、頭痛の性状が次の二項目以上を満たす。

①圧迫あるいは締めつけるような（非拍動性）痛み。

②軽度〜中等度の痛みで、日常生活を制約はあっても阻害することはない。

③両側性。

D、次の二項目とも満たす。

①悪心、嘔吐をともなわない（食欲低下程度はある）。

②光過敏・音過敏はないか、あっても一方のみ。

E、次のうち一項目を満たす。

①臨床的に器質的疾患による頭痛を否定しうる。

②臨床的に器質的疾患が疑われても検査により否定できる。

③器質的疾患が存在しても、経過より片頭痛との関係が否定できる。

二、慢性緊張型頭痛（chronic tension-type headache）

A、一カ月に十五日以上の頭痛が六カ月以上あり、頭痛は次のB〜Cを満たす。

B、頭痛の性状が次の二項目以上を満たす。

①圧迫あるいは締めつけるような（非拍動性）痛み。

②軽度〜中等度の痛みで、日常生活を制約はあっても阻害することはない。

③両側性。

④階段の昇降など日常的な動作により頭痛は増悪しない。

C、次の二項目とも満たす。

①嘔吐をともなわない。

②次の症状が二項目以上随伴することはない。

悪心、光過敏、音過敏。

D、次のうち一項目を満たす。

①臨床的に器質的疾患による頭痛を否定しうる。

②臨床的に器質的疾患が疑われても検査により否定できる。

③器質的疾患が存在しても、経過より片頭痛との関係が否定できる。

この頭痛の誘因として、古くから身体的および精神的ストレスが指摘されていました。うつむき姿勢や、細かい作業、精神的緊張を強いられるような職業の人に多く誘発されることが知られていますし、性格的にも緊張感が強く内向的な人に多いといわれています。こういった特徴があるため診断には問診が重要となるわけですが、その補助診断として、invisible pillow sign や arm-chair sign 等も役に立ちます。これらは、頭や肘に手をあてて保持したあと、その支えをはずしてもなかなか下に落ちずに宙に浮いたままになる現象をいい、いずれも緊張の強い患者さんによくみられる現象です。

このように、典型的な緊張型頭痛の場合は診断は比較的容易なのですが、新分類においては混合性頭痛の一部や不安、抑うつ、身体表現性障害にもとづく頭痛もこの中に押し込められてしまいましたので、心療内科的な診断および治療がより一層重要となってくるのです。

②片頭痛

発作性反復性であり、二十歳代から三十歳代の女性に多く、家族歴を有することも多い頭痛です。前兆をともなう場合は、閃輝性暗点、視野欠損などの眼症状が一時間以内持続したあとに拍動性頭痛が出現します。通常、前兆の有無にかかわらずこの拍動性頭痛は片側性に始まり、三十分以内に

### 表2　片頭痛（migraine）の診断基準[5]より

Ⅰ．前兆をともなわない片頭痛（migraine without aura）
- A．次のB～Dを満足する発作が5回以上ある。
- B．頭痛発作が4～72時間持続する
- C．次のうち、少なくとも2項目を満たす。
  - 1．片側性頭痛。
  - 2．拍動性。
  - 3．中等～強度の痛み（日常生活が妨げられる）。
  - 4．階段の昇降など日常的な動作により頭痛が増悪する。
- D．発作中、次のうち1項目を満たす。
  - 1．悪心あるいは嘔吐。
  - 2．光過敏あるいは音過敏。
- E．次のうち1項目を満たす。
  - 1．臨床的に器質的疾患による頭痛を否定しうる。
  - 2．臨床的に器質的疾患が疑われても検査により否定できる。
  - 3．器質的疾患が存在しても、経過より片頭痛との関係が否定できる。

Ⅱ．前兆をともなう片頭痛（migraine with aura）
- A．次のBを満たす発作が2回以上ある。
- B．次の4項目のうち3項目を満たす。
  - 1．一過性の前兆があり、脳皮質あるいは脳幹の局所神経症状と考えられる。
  - 2．前兆は4分以上にわたり進展し，2種類以上の前兆が連続して生じてもよい。
  - 3．前兆は60分以上持続することはない。2種類以上の前兆の組み合わさるときは、その分持続時間が延長する。
  - 4．頭痛は前兆後60分以内に生ずる（前兆より以前あるいは同時でもよい）。
- C．次のうち1項目を満たす。
  - 1．臨床的に器質的疾患による頭痛を否定しうる。
  - 2．臨床的に器質的疾患が疑われても検査により否定できる。
  - 3．器質的疾患が存在しても、経過より片頭痛との関係が否定できる。

もっとも強くなり、数時間後には非拍動性で持続性の鈍痛に移行してゆくことが多いようです。悪心、嘔吐や光、音過敏などをともなうこともあり、ときに失語や片麻痺など局在徴候が認められることもあります。誘因としては、過労、睡眠不足、緊張といった身体的、精神的ストレスや、チーズ、チョコレート、アルコール、たばこといった食物や嗜好品、血管拡張薬やエルゴタミンなどの薬剤などがあげられます。片頭痛はこういった誘因による過度の血管収縮のあとの血管拡張による痛みであるともいわれており、ストレスなどの緊張解放後や過眠などによって生じることもあります。近年はセロトニンとの関連が示唆されており、5-HT$_{1B/D}$受容体アゴニストの有効性が認められています。性格傾向としては、野心家で支配性や自尊心が強く、完全主義的な人が多いといわれており、その治療において心療内科的アプローチが重要となってきます。

以上、機能性頭痛の代表的な例について述べました。実際にはこのような典型例ばかりではありませんので、どういった要素がもっともメインであるのかということを考えながら治療に導入してゆくことが肝要です。心療内科でみられる頭痛でそのほかに注意を要する頭痛としては、表1の分類4にあげられている各種の頭痛です。また、ときに分類7の中の特発性髄液圧亢進性、あるいは低下性の頭痛や、分類8の薬剤性頭痛などが存在する可能性があるので気をつけなければなりません。

## 「慢性日常性頭痛」について

先に、ＩＨＳ分類は日常臨床に適さないという主旨のことを述べましたが、Silberstein らもＩＨＳ分類のそういった欠点を指摘し、慢性日常性頭痛（chronic daily headache、以下ＣＤＨ）という新しい疾患概念を提唱しています。心療内科においてみられる頭痛は、これらの疾患概念に似たものが多いので、少し詳しく述べることにします。

Silberstein らは、ＣＤＨを「器質的疾患が除外できる頭痛で、月に十五日以上、四時間以上の頭痛が持続するもの」と定義したうえで、次の四つに分類し、それぞれの診断基準を記載しています。

①transformed migraine（ＴＭ）

若いころに発症した片頭痛が、徐々に発作の数が頻回になり、頻度としてはほぼ毎日のように頭痛が起こってくる一方、その頭痛の程度自体はだんだん軽減し、随伴症状も目立たなくなってくるという経過をたどる頭痛のことをいいます。臨床的には、これを独立した疾患とするかどうかが問題となっています。つまり片頭痛は本来反復発作性であるのが原則であり、毎日繰り返す痛みは片頭痛には分類されないのが通常なのですが、片頭痛的な要素を残しつつ、その発作のあいだに緊張型頭痛と片頭痛の中間的な性質を持つ持続性の頭痛に変遷してゆくケースが実際には多く認められ、これをどう取り扱うかということが問題になっているわけです。片頭痛がこのように変容してゆく要因としては、鎮痛薬やエルゴタミンの過剰使用、抑うつ、ストレス、環境の変化などがあげられており、心療内科を受診するケースが多いことがうかがわれます。

②慢性緊張型頭痛（chronic tension-type headache、以下ＣＴＴＨ）

通常、反復発作性の緊張型頭痛で始まり、次第に頻度が増えて慢性化してゆくタイプの頭痛です。この疾患名はＩＨＳ分類の中にあり、現在、慢性頭痛の多くがこのＣＴＴＨに分類されていると思われますが、ＩＨＳ分類における基準（一六〇頁参照）を厳密に満たすものがどれだけ存在するかは疑問の持たれるところです。Silberstein らはＣＴＴＨを限定的に解釈して、反復発作性緊張型頭痛から移行するもののみをＣＴＴＨと診断するよう主張しています。

③new daily persistent headache（ＮＤＰＨ）

以前に片頭痛や緊張型頭痛の既往がなく、また、外傷や心因とも無関係に、最初から毎日のように続いて生じるタイプの頭痛です。比較的若い人に発症し、痛みの性質は持続性が多く、症状としてはＣＴＴＨと似ているといわれています。しかし、予後は良好で無治療でも一～二年以内にその多くが軽快するため、ウイルス感染に起因するのではないかとも考えられています。

④hemicrania continua（ＨＣ）

片側性、持続性で中等度以上の痛みが毎日持続しますが、インドメタシンに劇的に反応して消失するタイプの頭痛です。多くの症例の追加報告がなされているようですが、例外も多く、疾患概念が確立されたとはいえないのが現状であり、ＩＨＳ分類にも含まれてはおりません。

以上、述べましたように、これらの疾患概念は従来の慢性頭痛をさらに詳細に分類したものであり、臨床的には理解しやすい分類であると思われますが、今のところ独立した疾患概念としてのコンセンサスは得られていないというのが現状です。今後も、こういった分類が一つの疾患単位として意味を有するか否かということを含め、注意してみてゆく必要があるでしょう。

## 心療内科的治療法について

慢性頭痛の治療において注目されるのは、薬物療法などの一般的な内科的治療法以外に心療内科的治療法が有効となるケースが認められるという点です。以下にその代表的なものを紹介しましょう。

### バイオフィードバック療法

バイオフィードバックとは、普段意識されていない生体情報を意識的に感知できる信号に変えて提示し、それを生体が知覚し、制御を試みるという手続きを繰り返すことにより、自律系反応の変容を目指すという、オペラント条件づけにもとづいた治療法です。緊張型頭痛の場合には、前頭部の筋緊張を低下させるための筋電図バイオフィードバック法が、また、片頭痛の場合には手指皮膚温を上昇させ、血管の拡張収縮の制御調整を試みる皮膚温バイオフィードバック法がよく用いられます。

**自律訓練法**

慢性頭痛、特に緊張型頭痛に対しては、自律訓練法が有効な場合があります。自律訓練法は、安静練習である背景公式と、重感、温感、心臓調整、呼吸調整、腹部温感、および額部涼感練習からなる六段階の自律公式から構成されており、段階的に心身のリラックスをはかり自律神経系のバランスを調整してゆくことを目的としています。通常の場合は第二公式まででも十分効果があり、第六公式まで行う必要性はありません。

片頭痛の場合には、むしろ第六公式である額部涼感練習は頭痛を誘発する可能性があり、行わないほうがよいといわれています。大切なことは、段階を追って着実に進めてゆくということで、第二公式までを毎日繰り返し練習することによってセルフコントロールを目指し、自然に緊張感を解き放ってゆくことが大切です。

心療内科領域においては、このように慢性頭痛に対して特殊な治療法が存在しますが、いずれにしても、慢性頭痛の治療において重要なのは、まず問診をしっかりとり、ＩＨＳ分類にもとづいて頭痛の性状を鑑別し、それぞれの頭痛に対して細かな対応をしてゆくということです。万一、薬剤過剰が頭痛を悪化させているような場合には、その薬剤の減量・中止を検討しなければなりませんし、また、ストレス過剰が誘因となっていると思われる場合には、そのストレッサーを取り除くような環境調整や一般心理療法が行われます。このように心身両面からの治療的アプローチが必要となってくるわけです。

（東京大学医学部附属病院心療内科、マッギル大学モントリオール神経研究所・西川将巳）

# 痙性斜頸

## はじめに

痙性斜頸は、胸鎖乳突筋、僧帽筋などの頸部筋の不随意運動によって頭部の異常運動や異常肢位を呈するもので、疾病論としては捻転ジストニアの一部と考えられています。最近では、大脳基底核や副神経の障害を主因とする器質的要因が優勢な神経疾患と考える向きがあります。しかしながら、従来から唱えられていた心因の関与が重要な位置を占める症例が少なからず存在し、心身医学的治療により寛解を得た例も少なくありません。ここでは心身症の範疇に入る痙性斜頸を取り上げ、症例を提示しながらその病態の特徴や治療について解説します。

## 痙性斜頸の症例

四十三歳の男性、公務員。首が曲がっているために社会生活に支障が生じました。仕事中にいつになく首や肩のこりを自覚していましたが、さほど気にかけてはいなかったのです。しだいに首を右に向けるのが難しくなりはじめました。同僚から顔面が少し左に向いているようだとの指摘を受け、その後、首が左上方に固定するようになって正面を向くことができなくなり、書字、食事、歩行などの困難を覚えるようになりました。そのため某大学病院整形外科を受診、入院加療となりました。

斜頸の診断のもとに牽引療法などの理学療法を行いましたが、改善に乏しいため、神経内科で薬物療法を受けました。三カ月の入院の後、ある程度の改善が得られたため退院となって職場復帰しました。その後一年近く支障なく過ごしていましたが、斜頸が再燃して再び治療を受けました。しかし改善が乏しいため、当科紹介となりました。家族背景としては、八年前に協議離婚しています。

患者はいわゆる闘士型の体格であり、頸部は左旋しており、顔は左上方を向いています。痙性要素は安静座位ではさほど強くありませんが、動作時に増強する傾向にあります。頸軸はやや右に傾いており、右肩は上がり、前に出ています。ほかのジストニアはみられず、頸部に限局していることから痙性斜頸と診断しました。

本例は再発例であり、再発してより一年余り経過しているため右肩が前に出る姿勢となっています。また、顔面が左上方に向いたままのため、右側胸鎖乳突筋が萎縮傾向にありました。精神状態としては、抑うつ的であり、意のままにならない首の状態に心身ともに疲れ果てているようにみえました。

性格的背景としては、粘着気質を有しており、おそらく融通のきかない気まじめな人ではないかと推測されました。発症機転を心理的にとらえてみると、離婚という対象喪失の後、信頼していた上司が転任となって依存対象を失い、職務の遂行が円滑にいかなくなったあとに発症していることです。

治療経過は、痙性斜頸の場合さまざまな病態を含んでいることから治療的にも一律ではなく、最適な治療法が確立しているとはいえません。

本例の場合、斜頸症状の改善を目指した治療法をまず選択しました。治療意欲は十分にあり、休職中であることは外来通院上利点ではありますが、住居地が遠隔のため通院間隔を短くすることは難しい状況にありました。書痙（書字の際、手がふるえてうまく書けない状態）、痙性斜頸患者によく用いられている筋電図バイオフィードバック療法を考慮しましたが、上記の理由のために選択しがたく、類似の方法を工夫せざるをえなくなりました。そこで鏡を利用し、自己と対面しながら斜頸を矯正する訓練法を提案して自宅で施行してもらうことにしました。この頸部矯正訓練法の概要は次の通りです。

①矯正訓練を行う前に、頸肩筋のリラックスをはかるため、自律訓練法、ジェイコブソンの筋弛緩法（筋肉に力の入った状態からゆっくりと力を緩めていく過程で、筋の緊張度の変化を体験する方法。それによって筋弛緩を得やすくなる）、ならびに頸肩筋のストレッチ体操を習得してもらい、筋緊張が低下した状態にして矯正を行う基盤としました。

②鏡（少なくとも上半身が写る程度のものがよい）の前で立位か座位で対面し、首の矯正動作を繰り返します。これを毎日三十〜六十分間行います。時間のある人は週一回の強化日を設け、一日三〜六時間施行してもらいます。またその日の成果、あるいは感想を簡単に記述してもらうことにしています。

③首の矯正動作の方法については、回旋している（本例では左側）方向から力を抜いたままゆっくりと正面に戻す方法と力を入れて無理に戻す方法とを交互に行います。正面を向けるようになったり、逆方向に首が向ける例は、逆方向（本例では右）から首を正面へ戻す練習をつけ加えます。

④診療の場では、自宅で行っている練習の再現と評価を行い、患者にあった方法を検討します。比較的単調な方法であるために途中で挫折しやすいので、治療者の励ましや患者の苦闘する姿を思いやることが継続させるために肝要です。大切なことは訓練を継続することにあります。

途中一時的に頸肩筋に強い痛みが生じたり、頸筋の痙縮が強くなることがあるので注意を要します。しかし練習を継続するうちに軽快することが多いようです。

この訓練方法に従って治療が開始されました。薬物療法としては、われわれが好んで用いている抗うつ薬であるアミトリプチリンと抗不安薬であるクロキサゾラムの併用療法を行いました（トリプタノール七五㎎、セパゾン六㎎／日、分三）。

精神療法的アプローチは、矯正訓練法を優先したため症状のある程度の改善が得られ、治療関係ができあがる時期を待ってからのほうがよいと考え、いったん棚上げしました。しかし支持的な態度を持ち続け、陽性な関係を保持するように配慮しました。

治療を開始してより三カ月の間、患者はひたむきに矯正訓練を続け、首の曲がりは幾分改善されました。これまで訴えていた左側頸部から肩部の痛みは軽減しましたが、矯正訓練によると思われる左後頸部から後頭部の痛みが生じていました。この痛みのために二日間練習を休んだことがありますが、あとは熱心に取り組んでいたようでした。

その後は小康状態にあったため、患者の中に言葉には出さぬがあせりが生じてきて、この方法でほんとうによくなるのだろうかという疑問がわいているようでした。それを感じた治療者は、そのへんを聞いてみたところ、「正直いってしんどいです」、「同じことを毎日やるので、めげてしまいそうです」と素直に語っていました。そこで治療者は、「気持ちを表現できたことは感情を飲み込んでしまいがちなあなたにとってよいことです」、「もう一段階上がるには、こういう時期があって、ここがしんぼうのしどころかもしれない」と述べました。

その後患者は自宅での訓練を続け、自分なりに安全な場所で歩きながら訓練をすることを始めています。六カ月後には、首の曲がりが以前の半分程度に改善し、正面を数十秒の間向けるようになり、力を入れると右に向けるようになりました。

この時期から診療時に、書字場面（仕事が事務職であることを考慮）での矯正訓練を開始しています。

このころ患者は治療者への理想化が強くなってきており、痙性斜頸の特徴とされる依存傾向の高まりを治療者は感じていました。八カ月後には安静時、座位では斜頸は目立たくなり、正面に保持できる時間が長くなっていました。この時期になると矯正訓練は生活の一部として組み込まれているかにみえました。その後患者から職場復帰の話が出はじめており、本人の中でやれそうな自信と再発してまただめになってしまう不安が錯綜していました。そのため、職場復帰という現実的な問題に直面した患者の感情や復帰後の対処のあり方について取り扱うことが中心となっていきました。その後、斜頸はほぼ職務に支障のない程度に改善していました。患者は復帰に迷う時期が二カ月あったあと、治療開始より約一年で社会復帰を決意しました。現場に復職してから四年余りになりますが、斜頸は再燃・増悪することなく元気に仕事に励んでいます。振り返ると患者自身、痙性斜頸と心理的要因の加重との関連には気がついていましたが、それを言葉で表現し、展開していくことに難渋を示していたようでした。したがって、非言語的治療を優先したことは、治療が自然に流れた要因だったかもしれません。

## 痙性斜頸の病態

痙性斜頸は、頸部筋の攣縮によって頸部の位置が正常な位置に保持されなくなった状態を示します。障害された筋肉と攣縮の程度により、頭部の回転方向と顔面の向く方向が決まります。これまでの経験では、頭部が左方または右方へ回転し、顔面が上方か水平を向いている例が多いという印象があります。発症の前駆症状として、頸肩部の疼痛から始まる例や、斜頸とともに筋痛をともなう例も少なくありません。

タイプとしては、比較的持続的なジストニア型と、不規則な斜頸運動を繰り返すチック型があるといわれています。特徴的なことは、睡眠中にはこの異常運動が消失することです。発症年齢は二十～四十歳代に多く、男女差はないといわれています。再発例では、頸部の回転方向が最初と逆方向となる例もあります。また、斜頸が軽快したあとに症状移動が起こったかのように咬筋（咬み砕く筋肉）の攣縮がはじまり、口が八文字になった例も存在しました。さらに、診察室に入ると症状が一時的に軽快したり、頸部の回転方向と反対側の頰に自身の手をあてがうことで症状が軽快することもよく経験されることです。

痙性斜頸は、はじめの項でも説明しましたように、種々の病態を含んでいるため「症候群」ととらえたほうが妥当でしょう。そこには病因論として器質的病態、心身症的病態、転換機制を主とした神経症的病態、精神病や人格障害の神経症的反応の一表現形式としての病態、抗精神病薬（主にメジャートランキライザー）起因性の病態などが含まれます。

心身症の範疇に入る痙性斜頸では、性格傾向として比較的類似した特徴を有しているというのが筆者の印象です。すなわち感情表現が苦手、感情の抑圧的傾向、まじめで過剰適応的、依存欲求が強いがその表現が不得手などです。これは失感情症、メランコリー親和型性格（秩序を重視し、他人への配慮性が高いなど自責感が強い）、強迫性格などと類似した傾向にあることがうかがい知れます。

## 痙性斜頸（心身症型を中心とした）の治療

前にも述べましたように、痙性斜頸は種々の病因が考えられているため、診断にあたってなにが基盤となるかをよく把握しておく必要があります。すなわち、それによって治療方法やその順序が異なるからです。たとえば転換機制による斜頸の場合は、精神的要因の言語的表現によって心的葛藤が処理されれば改善するであろうと思われます。ある若い女性例では、職場での対人関係の問題をまくしたてるかのように何回かのセッションで告白したあと、症状が軽快しました。このことは精神療法的アプローチが主たる治療方法として重要であることを示しています。

しかしながら、一般に痙性斜頸の患者は症状に精神的要因が関与していることを自覚しにくいため、精神療法的治療に乗りにくいところがあるのは否めません。したがって、当面は首の症状を緩和する実体的治療（頸部矯正訓練、筋電図バイオフィードバックなど）を優先するほうがよいようです。症状の緩和がはかられたあと、患者の精神状態は安定しやすく、治療者の言葉に聞く耳を持ちやすくなり、精神的要因の関与が示唆される例では、現実レベルではありますが、精神療法に移行しやすいようです。

筆者はこれまでの経験から次のような治療手順をとっています。

**自律訓練法、筋弛緩法など心身のリラックスをはかる方法**

これは頸部矯正訓練の導入への布石のためと、局所の筋緊張はもとより、持続的精神緊張がみられる例が多いことから、いかに力を抜くことができるかを体得してもらうことに意義があります。

**薬物療法**

あくまでも補助療法ですが、筋弛緩作用の強い抗不安薬と、二次的に合併すると考えられるうつ状態の改善を得るために抗うつ薬を併用しています。

これまでのところ、抗不安薬であるクロキサゾラム（六〜一二mg／日、分三）と抗うつ薬であるアミトリプチリン（六〇〜七五mg／日、分三）の併用が効果をあげています。斜頸患者はクスリに強く、抗うつ薬の副作用である抗コリン作用症状（口渇、便秘、ふらつき）の出現がことのほか少ないという印象があります。

**筋電図バイオフィードバック療法、頸部矯正訓練法**

筋電図バイオフィードバック療法は、書痙、筋緊張性頭痛などにも用いられていますが、心療内科領域では、痙性斜頸の治療に利用される頻度が高いようです。しかし、この療法はこの機械を有する施設に限定されること、外来通院が頻回になること、時間を要することなどから実際的ではない側面があります。この療法については概略のみを説明します。局所の筋肉の緊張度を音あるいは色に変換し、それを患者に聴覚あるいは視覚を通してフィードバックするものです。これは筋緊張の程度の指標となります。たとえば音に変換される機械では音の大きさでフィードバックされ、筋緊張が緩和されるほど音が小さくなっていくことで患者に筋の緊張度を示すのです。この練習により、筋の緊張が抜けた状態で斜頸の矯正をはかります。

頸部矯正訓練は、フィードバックの原理を利用していますが、リハビリテーションの意味合いも含有します。手順としては、症例の項で説明しましたが、鏡を通して自己の斜頸の姿を写し出し、筋弛緩練習をしたうえで矯正訓練をしていくものです。経過が長期におよぶものでは、頸部回転方向の、特に胸鎖乳突筋が廃用性萎縮を呈しています。そのため矯正訓練により不均一となった筋肉を左右均一にするという意義があります。また、本人が正面であると思う顔面の位置が頸部の回旋方向に偏位することが多いので、鏡を通してそれがわかり、矯正できるのも利点です。

訓練の過程で力を抜いて、矯正したほうが無理に戻すよりも効果的であると体得したとき、かなり改善が見込めます。この訓練法は、本人の意欲にもよりますが、自宅で継続的に施行できる簡便法です。また、治療的意義として自己と自己身体との対決がそのままフィードバックされること、訓練によって体得したものが大きな意味を持つことなどがあげられます。

**精神療法**

治療当初から支持的態度で接することはいうまでもありませんが、心因が原因や経過に大きな影響をおよぼすと考えられる例には、まず心身相関について橋渡し的な役割を治療者が担います。

患者の理解の程度によって進め方が異なりますが、これまでの経験で、心身症的な痙性斜頸にはストレスに対する対処行動、感情表現の工夫を中心に扱うとよいようです。しばしば本症患者は、さほど改善していないにもかかわらず、診療場面で「よくなっています」などとほんとうの気持ちを押し込め、治療者に配慮を働かせていると思われる表現をします。そして素直に治療に従う例が少なくないのです。そのため、配慮性や受動性を精神的療法的に生かすことも考慮すべきです。

心因論として、拒否の心理の身体化としての斜頸を説明する考えもありますが、多くの例にあてはまるわけではありません。しかし、いわゆる不快感情（怒り、不満、憎しみ）の表現が不得手という側面から考えると理解が可能です。本症の場合、転換機制による斜頸を除いて精神療法のみでは改善が得にくい印象があるので、上記の治療法を組み合わせた形がよいように思われます。

## おわりに

痙性斜頸はあくまでも一表現形です。したがって、基盤となる病因の優位性を判断したほうがよいようです。脳外科的手術で改善した例もあれば、神経内科的薬物療法で改善した例も存在します。そのため、心療内科や神経科を受診する例は、身体科での治療による改善が思わしくない例が紹介されてくることが多いようです。これまでの本症の治療経験を振り返ると、心身医学的治療を施した例は再発が少ないという印象があります。そのため身体面、心理面、社会面を全体的にみて治療にあたることが推奨されます。ここであげた心身医学的アプローチは、プライマリケアにおいて対応可能な内容なので役立てていただければ幸いです。

（札幌明和病院院長・井出雅弘）

# 適応障害

## はじめに

心療内科医が「適応障害」といえる患者さんに出会うのは、学校や職場、または家庭内などで問題を抱えるうちに、なんらかの「からだ」の症状が出現するようになった場合です。なぜなら、心療内科は主として「からだ」の症状に悩む人たちを扱う科だからです。

本来、適応障害という概念は広い内容を指します。広義には、「外的適応」（客観的にみて社会的文化基準に依拠しながら他人と協調し、かつ周囲から容認されている場合）と、「内的適応」（個人の主観的世界における適応で、自己受容・充足感・幸福感などを意味する）が区別され、それぞれについて家庭内の適応・教育環境への適応・職業への適応・性的適応などが考えられます。そしてこれがうまくいかなくなった状態が適応障害とされます。

一方、狭義にはＤＳＭ-Ⅳ[1]（米国精神医学会が刊行している精神疾患の診断・統計マニュアル）およびＩＣＤ-10（ＷＨＯによる精神・行動の障害に関する国際疾病分類）などに定義されたものが代表的なものです。ＤＳＭ-Ⅳでの適応障害の骨子（要点又はポイント）は、①ストレス因子から三カ月以内に情緒面または行動面の症状が発症し、②その症状はストレス因子に比較して過剰な反応と評価できる、または社会的機能の著しい障害を引き起こしているもので、③ストレス因子が消滅すると症状はその後六カ月以内になくなる、というものです。しかし実際の心療内科の臨床では、狭義の適応障害の三条件を満たすケースはそれほど多くありません。

このように、「適応障害」は広いスペクトラムを持つ（幅広い内容を含む）概念です。そこで本稿では心療内科という観点から、心理社会的葛藤状況において身体症状が生じ、その結果適応障害をきたしたケースを検討し、その対応について考えてみたいと思います。

心理社会的葛藤状況においてみられる身体症状について、次の五つのグループにわけて考えを進めてゆくことにします。

①狭義の心身症…器質的または機能的病態が心理・社会的要因と時間的関連性を有して出現するもの（例、胃・十二指腸潰瘍、気管支喘息、潰瘍性大腸炎、過敏性腸症候群など）。
②葛藤の身体化…転換性障害、心気症、心因性疼痛障害、など。
③葛藤の行動化…摂食障害、心因性多飲症、抜毛症、糖尿病（成人型）の一部など。
④精神症状の前景としての身体症状…いわゆる仮面うつ病、セネストパチー（体感異常症）など。
⑤境界性人格障害など未成熟なパーソナリティにみられる身体症状…対人関係上の葛藤状況など

を背景に持つ多彩な身体症状・激しい行動化など。

まず、①はいわゆる狭義の心身症で、器質的または機能的病態が客観的に存在し、その病態と心理社会的因子（不適応状態）とのあいだに明確な時間的関連性が認められる場合です。[2]

②は前述の狭義の心身症のように医学的・客観的に評価できる身体的病態は認められないものの、心理社会的葛藤状況を背景に身体症状を呈する場合で、「葛藤の身体化」ともいえる場合です。このグループには、ヒステリー的機制を有するものや、心気症、慢性疼痛症などの一部が含まれてきます。

③は心理社会的葛藤状況により、ある行動パターンが形成され、その行動の結果として身体症状を生じる場合で、「葛藤の行動化」ともいえる場合です。このグループには、摂食障害、心因性多飲症、糖尿病の一部などが含まれてきます。

④は心理社会的葛藤状況を背景に、本来は精神医学的病態が生じているのですが、現症的には身体的訴えが前景に立っている場合です。このグループにはいわゆる仮面うつ病やセネストパチーの一部などが含まれてきます。

⑤は特殊な例として、近年多く見受けられる境界性人格障害の場合を考えます。彼らは対人関係上の激しい性格傾向・極端な行動特性ゆえにトラブルを生じやすく、行動化や身体症状が入れ替わ

り出現し、その結果として不適応状態をきたす場合が見受けられるためです。

以上のように、「からだ」の症状をきたして心療内科を受診するケース、すなわち「心的なものが身体を舞台としている」[3]ものを以上五つのグループにわけ、それぞれのグループから具体的なケースを提示し、心療内科で扱う適応障害について考察を進めてゆきたいと思います。

## 症例と考察

### 狭義の心身症

一番目は「狭義の心身症」を呈した男性のケースです。就職のことで深刻に悩んでいた二十二歳のときに、潰瘍性大腸炎（以下ＵＣ）を発症しました。一時期は落ち着いたものの、就職後、職場の上司に厳しく叱責されて不安・憂うつ感が出現し、ほどなくＵＣが再燃して入院と自宅療養を繰り返す生活が二年間続きました。二十四歳で復職し、翌年事務局に配置転換になりました。

その年の夏、事業計画が行き詰まったころから焦り、憂うつ感、不眠が出現し、九月にはＵＣが再燃して二カ月間入院。そのあいだに患者が責任者であった懸案事業は無事終了しました。その後は大きな負担もなく順調に経過しましたが、二十九歳で係長に昇格したところ、仕事のことを考えると憂うつで出勤できなくなり、抑うつ状態とともにＵＣが再燃しました。

このケースでは、葛藤状況で抑うつ状態にともなうＵＣが増悪するという心身相関が強くみられました。ロールシャッハテスト（スイスの精神科医ロールシャッハ〈一九八三〜一九二二〉により一九二一年に考案された投影法による心理テスト）では固い人格傾向・未熟な自我機能がみられ、このため情緒的問題が身体症状に転化されやすいと推察されました。さらに、本ケースでは心理療法も困難でした。なぜなら、アレキシサイミア傾向が強くみられたからです。アレキシサイミアとは、自分の感情を認識し、それを言葉で表現する能力の欠如した特徴をいいます。このため、本ケースでは面接をしても、本人はどういう気持ちで、なにに困っているのか、ということはほとんど語られませんでした。

このような事情もあり、治療はUCの内科的治療と環境調整が中心となりました。環境調整としては上司と相談し、患者さんの負担となる業務は避けること、不眠・不安・憂うつ感などの症状が出現した場合は業務内容を調整し、より負担の少ない業務に戻すことなどを依頼しました。本来であれば、業務上の諸問題やそれにもとづく不適応状態は経験を重ね、人格的に成熟する中で克服してゆくべきもの（成長モデルの立場）です。しかし、アレキシサイミア傾向により、葛藤状況がUCという身体疾患に直接的影響をおよぼし、洞察的心理療法が困難な場合、心身症の本質的な治療は大変難しいものとなります。

## 葛藤の身体化

二番目は「葛藤の身体化」といえる二十一歳の男性のケースです。建設現場作業員でしたが、仲間との人間関係がうまくいかなくなったころからがんこな腰痛と左下肢痛を訴え、欠勤するようになりました。整形外科に入院し、腰椎椎間板ヘルニアを疑われて手術を受けましたが、責任病変（症状の原因と考えられる病的所見）はみられず、心理的要因の関与した腰痛が疑われて当科に紹介されました。

初診時、患者さんは心理テストを投げ捨て、心療内科に紹介されたことを、「おれは心の病気じゃない！　腰が痛いんだ！」と、怒りをあらわにしました。そこで腰痛と左下肢痛を葛藤の身体化（心理的防衛機制）として理解し、身体疾患として扱うことで共感的・支持的に対応しました。さらに当科の役割を〝原因不明の痛みの薬物療法を行う部門〟と説明し、治療の第一段階として良好な治療者と患者関係の形成に努めました。同時に抗うつ薬・抗不安薬を投与して痛み閾値を上げ、処置されていた硬膜外麻酔を生食の筋注に切り替えていきました。病棟ナースに対しては、行動療法的見地から「痛み行動」を強化しない中立的な対応をとるよう指示し、治療者は整形外科病棟を毎日回診し、痛みがあっても耐えている患者を「強い」、「精神力がある」と積極的に支持しました（自己愛のサポート）。

その後、整形外科病棟から心療内科へ転科。転科前日、談話室で皮膚科の若い女性患者から「心療内科なんて心の弱い人の行くところよ」と言われて患者は激怒しましたが、転科後は痛みの訴えは急速になくなり、外泊テストでも痛みは出現せず、退院の運びとなりました。

近藤三男ら[4]は心因性疼痛を「ヒステリー群」と「心気症群」に分け、前者が医師との接触が良好で心理療法に導入しやすいのに対し、心気症群は身体疾患に固執し、心理療法的アプローチに拒否的である「自己愛の病理」としてとらえています。これによると、本人が抱いてきた自己についての〝完全性の概念〟が、対人関係をはじめとするなんらかの事情によって維持できなくなり、自己評価が低下すると、自己の身体の不調にこだわり続けることで〝完全なる自己〟の幻想を追い求めます。そして医師にこれらの外傷体験に全面的に共感してもらうことによって、あるいは担当医師を理想化し、その医師に依存することによって自己評価を回復しようとします。しかし、医師側の共感不足や感情的反応が加わるとこれが新たな外傷体験となり、身体へのこだわりが強化されます。こうしていわゆる「心気症的悪循環」が生じるとされます。

この観点から理解すると、本ケースでは職場の対人関係上の問題でなんらかの自己愛的外傷体験を経験し、腰痛や左下肢痛を主訴とする前心気症的状態として発症しましたが、医療者側は保護者的役割に応えられず、手術という過剰治療や、「異常なし」と拒絶することで医師と患者関係は心気症的悪循環に陥り、「やっかいな腰痛患者」が完成したものと考えられます。そして、治癒過程では入院生活中の人間関係の中で「痛みを克服する強い自己像」を形成し、心療内科を退院することでこれを完成させたとも推察されました。

### 葛藤の行動化の結果としての身体症状

三番目は、職場での心理社会的葛藤状況を背景にある行動パターンが形成され、その行動の結果として身体症状を呈し、適応障害に陥った場合です。過食症の二十三歳、女性のケースです。職場はアパレル関係業務で、同僚の女性に対して常に強いライバル意識を持ち、少しでもきれいになろうと、やせる目的で利尿薬（フロセミド）を毎日四〇〇mg服用し、少しでも食べすぎたときは自己嘔吐を繰り返し、偽性バーター症候群(下剤・利尿薬の連用によりバーター症候群と同じ病態を呈するもの。バーター症候群では、腎機能障害により、低カリウム血症、高レニン血症、高アルドステロン血症がみられる)を呈していました。その結果、全身倦怠感、四肢のしびれ、全身脱力感が出現し、欠勤せざるをえませんでした。

治療はまず本人に病態の危険性を説明し、利尿薬を隔日二四〇mgの投与から始め、漸減してゆく方法をとりました。利尿剤を服用しない日は顔面のむくみ、尿量減少傾向がみられ、抑うつ気分・不食・自己嘔吐・下剤の乱用が観察されました。このため利尿薬投与量を半減し、毎日投与としました。これによって尿量は安定し、自己嘔吐も減少。面接では尿量への強迫的なこだわり、肥満恐怖、身体イメージのゆがみなどが語られ、標準体重の八〇パーセント以下に強迫的にコントロールしようとする傾向が観察されました。三カ月後には血漿レニン活性、血清アルドステロン濃度も改善したものの、本人は利尿薬の中止には抵抗したため、四〇mg／日の段階で退院となりました。以降、四カ月間にわたる外来治療で利尿薬離脱を試みましたが、再び服薬量が増し、低カリウム血症、代謝性アルカローシスを呈し、全身倦怠感、過換気症候群、動悸などで欠勤状態が継続し、「もう自分の力では絶対やめられない」と語るようになりました。

そこで十分に良好な内的治療関係が形成されたと考え、利尿薬離脱を目的とし、外的治療構造のしっかりとした絶食療法を適用しました。絶食期に一切の薬物を中止したところ、不安から多飲傾向がみられました。尿量は初日は乏尿を呈しましたが、第二日目からは利尿がつき、患者はこのときの感動を、「うれしくて自分の尿をしばらく眺めていたら、涙が流れた」と表現。その後、利尿薬離脱には成功しましたが、摂食障害は改善が得られませんでした。しかし、絶食療法中に思いついたという「看護婦になること」の第一歩として、退院後は看護助手に就くようになり、アイデンティティ拡散状態が解消されるとともに食習慣は正常化し、身体イメージのゆがみも改善されつつあります。

### 第一義的には精神的病態があるものの、身体症状が前景に立っている場合

四番目は、心理社会的葛藤状況を背景にうつ病圏、精神分裂病圏などの精神的病態が生じている

のですが、身体症状が前景に立っているグループです。その代表として、いわゆる「仮面うつ病」のケースを示します。症例は四十五歳、男性の塾教師。受験の方針に関して父兄と意見が対立し、苦境に陥ったころから強い下腹部痛が出現し、出勤できなくなりました。このため大学病院で消化器系の精密検査を受けましたが、異常所見は認められませんでした。しかし、強い下腹部痛発作で救急外来受診が頻繁となりました。ある晩、当直医がジアゼパム五㎎筋注を試みたところ有効であったため、消化器外来主治医より心療内科に紹介となりました。

面接で詳しく聞いてゆくと、抑うつ気分の日内変動、すべてがおっくうで考えがまとまらないといった思考抑制、〝いっそ死ねたら楽なのに〟という希死念慮などが語られ、さらに不眠、口渇、食欲低下、便秘、体重減少、性欲低下など抑うつ状態にともなう身体症状が確認され、抑うつ状態と考えられました。このため、抗うつ薬として塩酸マプロチリン、抗不安薬としてアルプラゾラムを投与しました。これらにより下腹部痛はきれいに消失し、抑うつ状態にともなう精神症状、身体症状の改善とともに救急外来受診もなくなり、無事職場復帰となりました。

### 境界性人格障害をはじめとする未熟なパーソナリティにみられる身体症状

最後に五番目の境界性人格障害のケースを提示します。三十歳の女性で、職場上司との人間関係に悩んでいた十九歳のときに気管支喘息を発症し、欠勤が頻発しました。このため解雇され、その後も長期間にわたって喘息のコントロール不良な状態が継続したため、無職でした。

ロールシャッハテストでは投影を主防衛とする境界性人格構造と考えられ、一時的には自他の境界があいまいとなる精神病水準に落ち込む可能性が示唆されました。そこで心療内科的治療として、喘息の良否にかかわらず外来は二週に一度必ず受診すること、面接時間は三十分、深い介入は行わないという枠組みを設定しました。薬物治療は、喘息の治療薬のほかに抗不安薬・抗うつ薬を積極的に使用して情動の安定化を試み、併せて自律訓練法を併用しました。これにより、当科受診以前は年に一、二回は喘息発作重責状態のため入院が必要であったものが、当科受診後は喘息発作は週に一回程度に減少。その後〝喘息発作の際に本人が主観的に感じているもの〟を言語的および絵画的に表現し、治療者と共有できるようになりました。しかし、喘息の病態改善とともに抑うつ的となり「喘息じゃないと自分の居場所がなくなってしまう」と語り、むちゃ食いのエピソード、服薬自殺未遂が頻発しました。

このように、本ケースでは喘息という身体症状の改善にともない、過食・自殺未遂という〝行動化〟が頻発し、続いて〝抑うつ状態像〟へとめまぐるしい病態変化がみられました。

## おわりに

心理社会的葛藤状況を背景に身体症状が出現し、適応障害をきたしている場合、その成立機序として前述のように五つのグループにわけて考えると理解しやすいと思われます。そして、それぞれのグループについて個別の対処を行うことが必要です。

適応障害へと至る背景には、本質的に葛藤状況の処理能力に問題がある場合がほとんどです。すなわち、なんらかの形で患者さんのパーソナリティが発症に深く関与しているといえます。このため、薬物療法など「病因を排除・処理する」という従来の医学モデルにもとづいたアプローチにはおのずと限界があります。心療内科の治療では、パーソナリティの全体像を把握したうえで、本人の変化をゆっくりとした気持ちで待つという成長モデルの観点に立ち、息の長い対応が必要といえます。

（横浜労災病院心療内科・海外勤務健康管理センター・津久井　要）

# パニック障害

## パニック障害とは

パニック障害（パニック・ディスオーダー）は、パニック発作（不安発作）を繰り返すことを特徴とする疾患です。ある日突然、激しいめまい、動悸、息苦しさや手足のふるえが出現して、このまま死んでしまうのではないかという強い不安や恐怖に襲われますが、病院で脳や心臓の検査をしても特別悪いところは見つかりません。多くの場合、このような発作は繰り返し起こり、そして、また発作が起こるのではないかとの心配が強くなって日常生活に支障をきたすことになります。

このパニック障害は、一九八〇年のアメリカ精神医学会のＤＳＭ-Ⅲ（精神障害のための診断および統計のマニュアル、第三版）にはじめて登場した疾患であり、従来は「不安神経症」といわれたもののうち、不安発作をともなうものに相当します。また、心療内科領域では、「過換気症候群」、「心臓神経症」、「自律神経失調症」などといわれているものの多くに該当します。

本項では、一九九四年に改訂されたＤＳＭ-Ⅳ（精神障害のための診断および統計のマニュアル、第四版）での診断基準に準拠して、パニック障害について述べていきます。

## パニック発作とは

突然、動悸やめまい、息苦しさといった身体の症状とともに、激しい不安や恐怖に襲われるのがパニック発作です。症状は十分前後でピークに達します。症状が続く時間は人によってさまざまですが、多くの場合、五〜三十分続き、長くとも一時間ぐらいすると症状は自然におさまります。救急車で病院に着くころにはおさまってしまっていることも珍しくありません。

ＤＳＭ-Ⅳにおけるパニック発作の診断基準を示します。

①動悸、心悸亢進、または心拍数の増加。
②発汗。
③身ぶるいまたはふるえ。
④息切れ感または息苦しさ。
⑤窒息感。
⑥胸痛または胸部不快感。
⑦嘔気または腹部の不快感。
⑧めまい感、ふらつく感じ、頭が軽くなる感じ、または気が遠くなる感じ。

⑨現実感消失（現実でない感じ）、または離人症状（自分自身から離れている）。
⑩コントロールを失うこと、または気が狂うことに対する恐怖。
⑪死ぬことに対する恐怖。
⑫異常感覚（感覚麻痺またはうずき感）。
⑬冷感または熱感。

あげられている一三の症状のうち四つ以上が急激に起こっていれば、パニック発作と診断されます。ただし、三つ以下の症状しか現れない症状限定性発作や、精神的な不安や恐怖が自覚されず、身体症状のみが自覚される場合もみられます。

パニック発作は、まったく突然に起こるもの（予期しないパニック発作）、たとえば犬を見ると必ずパニック発作が起こるといったようになにかのきっかけで起こるもの（状況依存性パニック発作）、きっかけがあって起こる場合が多いが、いつも必ず起こるというわけではないもの（状況準備性パニック発作）に分類されます。

次にDSM-IVにおけるパニック障害の診断基準を示します。

A、㈠と㈡の両方を満たす。

㈠予期しないパニック発作が繰り返し起こる。

㈡少なくとも一回の発作のあと一カ月間（またはそれ以上）、以下のうち一つ（またはそれ以上）が続いていたこと。

(a)もっと発作が起こるのではないかという心配の継続。

(b)発作またはその結果が持つ意味（コントロールを失う、心臓発作を起こす、〝気違いになる〟など）についての心配。

(c)発作と関連した行動の大きな変化。

B、広場恐怖が存在すれば「広場恐怖をともなうパニック障害」と診断し、広場恐怖が存在していなければ「広場恐怖をともなわないパニック障害」と診断する。

C、パニック発作は、物質（乱用薬物、投薬など）または身体疾患（甲状腺機能亢進症など）の直接的な生理学的作用によるものではない。

D、パニック発作は、以下のような精神疾患ではうまく説明されない。たとえば、社会恐怖（恐れている社会的状況にさらされて生じるなど）、特定の恐怖症（特定の恐怖状況にさらされるなど）、強迫性障害（汚染に対する強迫観念のある人が、ごみにさらされるなど）、外傷後ストレス障害（強いストレス因子と関連した刺激に反応してなど）、または分離不安障害（家を離れたり、または身近の家族から離れたりしたときなど）。

「パニック障害」と診断するには、「予期しないパニック発作」が少なくとも何回か起こっていることが必要です。パニック障害のほとんどの例ではかなり多くの回数の発作を経験しています。

## パニック発作以外の症状

パニック障害の典型的経過は次の通りです。

パニック発作──→予期不安──→広場恐怖──→うつ状態

㈠予期不安

パニック発作が繰り返し起こると、また発作が起こるのではないかという心配や、なにか重大な病気になってしまうのではないか、気が狂ってしまうのではないか、といった心配が強くなってきます。この発作を予測することによって起こってくる不安を「予期不安」といいます。この予期不安は、パニック発作の回数が減ってもなかなか軽くならず、慢性の不安状態といっていいような状態になることもあります。

㈡広場恐怖（アゴラフォビア）

パニック発作は、本来、状況とは無関係に起こるものですが、予期不安が強くなってくると、以前に発作を起こしたことのある場所や状況そのものが不安や恐怖の対象となってきます。また、発作が起こったときにすぐに逃げ出すことが難しかったり、助けが得られにくかったりするような状況に対しても恐怖を感じるようになり、結果として特定の場所や状況を避けるようになります。具体的には、新幹線、飛行機や地下鉄などの公共交通機関、トンネル、エレベーターなどの狭い場所、劇場や映画館、美容院、歯科医、行列に並ぶといった束縛された状況を恐れるようになります。これが「広場恐怖」といわれるものです。

広場恐怖の対象は、発作をよく起こす場所はもちろん、もしこのような場面で発作が起きたら大変だと想像することによってどんどん広がり、重症例では家から一歩も外に出られなかったり、常に誰かにそばにいてもらわないと耐えられなかったり、といった状態になることもあります。

パニック障害と診断される場合に必ず広場恐怖になるとは限らず、広場恐怖の有無によって、「広場恐怖をともなうパニック障害」と「広場恐怖をともなわないパニック障害」とにわけられています。

㈢うつ病・うつ状態の合併

パニック障害患者の約半数にうつ病・うつ状態の合併がみられます。その多くはパニック発作や広場恐怖に意気消沈して、続発性のうつ状態を起こしてくるものですが、パニック発作が消失する前後に、または、パニック発作に先立ち強い抑うつ気分を主症状とするうつ病が現れることもあります。

## 鑑別診断（一九五頁「パニック障害の診断基準」のC項、D項参照）

### 身体疾患の除外

パニック障害は、パニック発作を引き起こしている器質的な原因がないことが確認されてはじめて診断されます。ですから、問診や身体的診察で身体疾患の可能性が少しでもみられる場合や、特定の症状（たとえば強い心臓の症状や頭痛・発汗など）が目立つ場合には、必要な検査を行うのが適切と考えられます。

検査は、後述する心理療法の一貫として、重大な身体疾患はないということを保証するという観点からも、単に「心配はありません」というよりも有効です。ただし、いたずらに検査を繰り返して患者の心気を助長することがないようにしなければなりません。

特に鑑別を要する疾患としては、以下のようなものがあります。

㈠甲状腺機能亢進症

甲状腺ホルモンの過剰状態では、不安、動悸、発汗など、パニック障害と似たような症状を示すことがあります。血液中の甲状腺ホルモンを検査することによって診断されます。

㈡低血糖

低血糖になると、発作性に発汗、めまい、ふるえ、不安感が出現します。ブドウ糖が補充されることで改善がみられます。

㈢褐色細胞腫

副腎などの腫瘍で、カテコールアミンが過剰に分泌されることにより、高血圧、頭痛、発汗、頻脈などが出現します。強い不安感を覚えることもあり、パニック障害との鑑別が重要です。検査として尿中のカテコールアミン代謝物（メタネフリン、ノルメタネフリン）を測定する方法があります。

㈣側頭葉てんかん

精神運動発作といわれるてんかんの一種でも、発汗、頻脈などの自律神経症状とともに恐怖感、非現実感などを示すことがあります。

**ほかの精神疾患との鑑別**

パニック発作を起こしたとしても、そのことがすぐにパニック障害であることを意味するわけではありません。ほかの疾患、特に「不安障害」に分類される疾患との鑑別を必要とします。

## パニック障害の疫学と原因

パニック障害はありふれた疾患です。日本での正確な患者数は不明ですが、アメリカ、ヨーロッパでは一〇〇人に一〜三人程度と言われています。二十代から三十代での発症が多く、欧米では女性に多いとされています。

パニック障害の原因は現在のところ明らかにされていません。精神分析的には、無意識的な防衛機制である抑圧が十分に機能しないために、不安が直接症状となって現れたものと考えられてきました。

しかし、近年の生物学的研究の成果により、パニック障害は脳の機能障害であるとする考えが有力になってきています。それは次のような研究結果から示されます。

まず第一に、炭酸ガス吸入、乳酸、カフェインなどでパニック発作を実験室で起こすことができ、この発作は、自然発症のものと変わらず、治療薬で阻止することができます。第二に、原因遺伝子はまだ発見されていませんが、パニック障害には遺伝傾向(必ず遺伝して発症するというわけではなく、パニック障害を発症しやすい体質が遺伝する可能性がある)が認められます。第三に、原因と考えられる精神的なできごとがなく、睡眠時の発作として出現することもあります。第四に、脳の画像診断で、パニック発作の最中や発作が起きていない時期に、脳血流や神経伝達物質受容体の変化が見つかっています。

ただし、以上のことは、パニック障害の発症に心理学的要因が関与していないことを意味しているわけではありません。パニック障害発症前にライフイベント（生活上の大きなできごと。たとえば結婚、離婚など家庭生活上の変化や、転職、昇進など職業上の変化）が多いという研究や、パニック障害患者では幼少時に親と死別あるいは生別した人が多いという報告もあり、心理的要因を無視することはできません。

## 治療

一九六二年、アメリカの精神科医クラインとフィンクが、パニック発作を主な症状としていた患者に抗うつ薬イミプラミンを投与したところ、ほとんどの患者のパニック発作が消失してしまったことからパニック障害の研究は始まっています。

また、大規模な二重盲検法により、いくつかの薬剤のパニック障害に対する効果が確認されています。二重盲検法とは、薬物と偽薬（プラセボ）のいずれが投与されているか患者も医師もわからない状態で多数の例で治療を行い、治療終了後にいずれが有効であったかを判定するものです。心理的要因の関与することの多い疾患では、本来薬理作用のないプラセボで、症状が改善したり悪化したりすることがしばしばみられますが、その部分を差し引いても有効であるということを確かめるために行われます。

したがって、パニック障害の急性期の治療としては、抗不安薬や抗うつ薬の投与により、パニック発作の抑制をはかる薬物療法が第一選択になります。さらにパニック発作に対する認知の変容を目的とした精神療法（行動・認知療法を含む）を行い、広場恐怖に対して暴露療法を主とした行動・認知療法を行うという治療が推奨されています。いずれもパニック障害の性質やどんな経過をたどるかについての理解を促すことが前提となります。

また、パニック障害は再発することもあり、残遺症状をともなうことも多い慢性疾患であり、長期の観察を必要とするとされています。

**薬物療法**

①抗うつ薬

パニック障害ではうつ状態の合併の有無にかかわらず、抗うつ薬が有効であるということが確かめられています。現在、日本でも海外でもパニック障害の治療薬として使用されることが多いのは、新しい抗うつ薬である選択的セロトニン再吸収阻害薬（ＳＳＲＩ）です。日本では一九九九年にフルボキサミン（商品名デプロメール、ルボックス）が発売され、二〇〇〇年にパロキセチン（商品名パキシル）が発売されましたが、特にパロキセチンは国内の向精神薬で初めてパニック障害に対する適応を獲得しています。これらの薬はパニック発作を抑制する作用が強力ですが、広場恐怖を改善する効果もあると考えられています。

ＳＳＲＩは従来の三環系や四環系の抗うつ薬に比較すると、副作用も少なく使いやすいものですが、唯一よく出る副作用として、むかつきがあります。これが強く出ると飲み続けることができなくなりますので、最初は夕食後一錠のみの最少量から開始する、胃薬を併せて投与するなどの対策がのぞましいでしょう。それでも飲めない場合は、塩酸イミプラミン（商品名トフラニール、イミドールなど）を少量投与から開始します。また、過敏性腸症候群などと合併したりして下痢がひどい場合には、塩酸クロミプラミン（商品名アナフラニール）が有効です。さらに、二〇〇〇年に発売されたセロトニン・ノルアドレナリン再吸収阻害薬（ＳＮＲＩ）であるミルナシプラン（商品名トレドミン）もパニック障害への有効性が報告されています。

②抗不安薬

抗不安薬ではベンゾジアゼピン系抗不安薬が用いられます。パニック発作に対して速効性があり、抗うつ薬に比べて不快な副作用が少なく、予期不安に対しても有効であることから広く用いられていますが、物質関連障害（依存・乱用）の問題も指摘されています。

パニック発作が頻発する時期に発作をしっかり抑えるために、高力価のものが推奨されます。アルプラゾラム（商品名ソラナックス、コンスタンなど）、ロラゼパム（商品名ワイパックスなど）、ロフラゼプ酸エチル（商品名メイラックスなど）、そして日本では抗てんかん薬に分類されていますがクロナゼパム（商品名リボトリール、ランドセン）などが用いられます。

**精神療法**

①支持的精神療法

心身医学における一般的な療法に準じますが、パニック障害に関して特に留意すべき点は以下の点です。

パニック障害の症状、原因、治療法、および今後の見通しなどについて、適切な説明を行うのが重要です。これまで述べてきた通り、パニック障害は比較的新しい概念ですので、医療関係者であっても皆が知っているとは限りません。なにが起こっているのか、これからどうなるのかがわからないことが不安を増強しますので、科学的根拠にもとづいた説明を十分に行い、治療を進めていきます。

また、薬物の効果、副作用についても十分に説明を要します。精神・神経に作用するクスリに対する不安、副作用に対する不安を抱いている人は多いですが、その多くの部分は誤解にもとづいたものです。その結果として、中途半端なクスリの使い方をしてしまうことで治療が奏功しない場合も見受けられます。

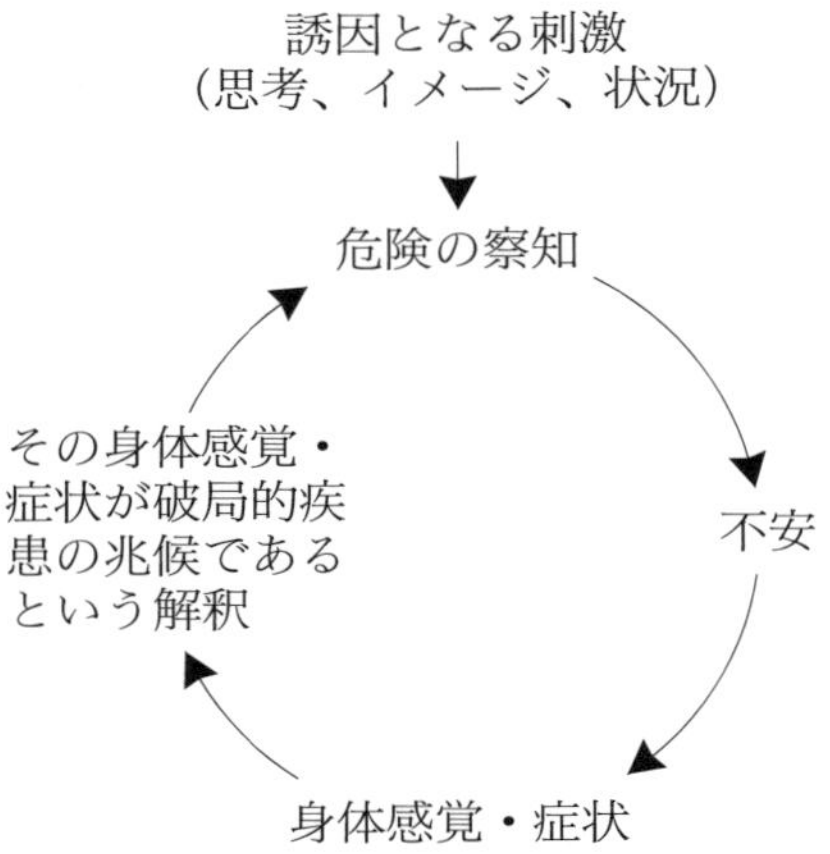


図1　パニック障害にみられる悪循環（クラーク、1986による）

家族や周囲の人たちにも、パニック障害が「病気」であり、患者は決して「なまけている」わけではなく、「気の持ちよう」で片づけるべきでないことを理解してもらうようにします。

②行動療法

広場恐怖に対する治療法として、主に暴露療法（イクスポージャー法）が用いられます。これは、患者が不安や恐怖のために避けている場面や状況をあえて経験（暴露）することで、その不合理性に気づき、慣れていこうとする方法です。不安の程度が低いものから始めて、徐々に強く不安を感じる状況へと進めていきます。

③リラクセーション

自律訓練法や筋弛緩法、呼吸法といったリラクセーションの方法を習得することは、不安のレベルを下げ、パニック発作まで至らないようにするのに有効です。行動療法との併用も有効です。

④認知療法

図1にパニック障害における悪循環を示します。ちょっとした刺激による不安・身体的変化を重大なものと考えてしまうことで、さらに不安が高まり、不安にともなう身体症状も増強するという悪循環を断ち切るために、その認知を修正し、適切な対処技術を習得することを目的とします。

## おわりに

パニック障害は、これまで精神科領域では「不安神経症」、循環器内科では「心臓神経症」、呼吸器内科では「過換気症候群」、一般内科では「自律神経失調症」などとして扱われてきました。「パニック障害」として扱われるようになってまだ二十年程度ですので、今後さらに研究が進められていく必要があります。

診断、治療を行うにあたっては、身体疾患等の除外、合併症を含めた精神状態の評価、患者教育、適切な薬物療法、不安のコントロールも含めた精神療法などが重要です。

（東京女子医科大学附属第二病院内科・山中　学）

# 軽症うつ病

## はじめに

近年、精神症状が軽度で身体症状が前景に現れるうつ病が増加しており、うつ病の軽症化、身体化が注目されるようになりました。軽症うつ病では、抑うつ気分や不安・焦燥、罪悪感などの典型的な精神症状が目立たないため、種々の身体症状を主訴として内科などの精神科以外の臨床各科を受診することが多いといわれています。うつ病が身体症状という仮面に覆い隠されていることから、クレイル（一九五八）はこのようなうつ病を仮面うつ病（masked depression）と名づけました。新福尚武は、代表的な仮面うつ病について、「軽症のうつ病で、日常生活に高度の異常がなく、病識もあり、睡眠不良、全身倦怠感、筋肉のこり、食欲不振、頭重などがよく訴えられ、抑うつ、気力低下、ファイトの減弱、不安焦燥、心気的傾向などがあるが目立たないか、故意に無視されているもの」と説明しています。多くは各科での身体的な検査の結果、「異常なし」、「気のせい」といわれたり、自律神経失調症、更年期障害などの診断が下され、うつ病の存在は見すごされ、患者は症状が改善しないため不安が高まり、ドクターショッピングを繰り返したり、心気的傾向（自分の健康について過度に心配し、実際には異常がないにもかかわらず、病気ではないかと思いわずらう）が強くなったりします。

疫学的には、一般臨床科を受診する患者の五〜一〇パーセントに典型的なうつ病がみられ、軽症うつ病はその二〜三倍と考えられています。したがって、身体症状を主訴として受診した患者であっても、常にうつ病を念頭において診療を行うことが必要となります。

本稿では、軽症うつ病を含むうつ病の特徴と診断・治療について紹介します。

## うつ病の特徴

### 精神症状

気分の障害…抑うつ気分は、「気分が沈む」、「晴々しない」などの憂うつ感、「悲しい」、「寂しい」などの悲哀感、「つまらない」などの興味や喜びの感情の喪失などで表されます。また、「イライラして落ち着かない」といった不安・焦燥感がみられることもあります。しかし、こうした表現はうつ病に特異的なものではないので、いわゆる正常な人が感じるものとの違いは必ずしも明確ではありません。

行動・意欲の障害…「なにをするにもおっくう」、「やる気が出ない」などと表現される行動・意欲の低下がみられます。

思考の障害…「考えがまとまらない」、「頭になにも浮かばない」などの思考制止がみられます。また、「自分は役に立たないダメな人間だ」、「迷惑をかけている」などと自責的になったり、「今後、なにをやってもうまくいかないだろう」と悲観的な思考パターンがみられたりします。重度になると、小さな過失を重大な罪として悩み苦しむ罪業妄想や、実際には必要ないお金の心配をしきりにする貧困妄想、不治の病にかかっているに違いないなどの心気妄想が現れることもあります。希死念慮についても注意が必要です。

**身体症状**

よくみられる身体症状には、全身倦怠感、易疲労感、不眠、頭重感、肩こり、食欲不振、体重減少、便秘、月経異常、性欲減退、口渇、めまい感、耳鳴り、動悸、胸部圧迫感、嘔気・嘔吐、しびれ、各種疼痛などがあげられます。

**日内変動**

うつ病では、一日のうちでも、時間帯によって症状が変動することが知られています。一般的には、朝方調子が悪く、夕方には元気が出てくるといわれています。

**病前性格**

うつ病の病前性格としては、下田光造の執着性格とテレンバッハのメランコリー親和型性格が知られています。

下田光造の執着性格…仕事熱心、こり性、几帳面、正直、強い正義感・責任感などの特徴があげられます。一度起こった感情が、一般の人より長く持続したり、時間とともに増強したりします。これらの特徴を持つ人は、有能で他人からも信頼されることが多い反面、仕事の増加や環境の変化などに適応しにくく、ストレスを感じやすいといわれています。

テレンバッハのメランコリー親和型性格…秩序志向性と几帳面さが基本的な特徴です。秩序にとらわれ、献身的で、他人との摩擦や衝突を避け、円満な関係を保つよう気を使います(他人のための存在)。このため、人の死や別離、失業などにより、強い対象喪失感を感じます。また、自己への要求水準が高く、それが達成できない場合には負い目を感じ、絶望的になりやすいといわれています。

**心理検査**

うつ病の診断や重症度の評価、また、治療開始後は抗うつ薬による症状の変化の評価をする際、心理検査は有用となります。うつ病症状の評価尺度は数多くありますが、一般によく使用されているものとしては、

①ハミルトンうつ病症状評価尺度（ＨＡＭ–Ｄ）
②ツングの自己評価うつ病尺度（ＳＤＳ）
③ベックの Beck Depression Inventory（ＢＤＩ）
などがあります。

評価尺度の得点が高いほど重症のうつ病が疑われますが、実際には、うつ病患者のほかにも、心気的傾向の強い神経症患者や一部の健常者が高得点を示す場合もあります。また、症状に対する否認の気持ちが強い場合にはうつ病患者であっても得点は低くなったり、症状が重度になりすぎると施行不能となることがあります。したがって、これらの評価尺度の結果のみでうつ病の診断や評価をするのではなく、詳細な問診が必要となります。

## 診断基準

うつ病の診断基準として、ＷＨＯによるＩＣＤ–10（International Classification of Diseases Tenth Revision）とアメリカ精神医学会によるＤＳＭ–Ⅳ（Fourth Edition of Diagnostic and Statistical Manual of Mentl Disorders）を引用します（表1）。主要な除外診断として、躁病、軽躁病エピソードがないこと、精神作用物質や身体疾患によるものではないことがあげられています。

ＩＣＤ–10の軽症うつ病の診断基準は、少なくとも大項目の二症状と小項目の二症状が二週間以上

表 1　うつ病の診断基準

<table>
<tr><th></th><th>ICD-10</th><th>DSM-IV</th></tr>
<tr><td></td><td>うつ病エピソード</td><td>大うつ病エピソード</td></tr>
<tr><td>大項目</td><td>①抑うつ気分。<br>②興味と喜びの喪失。<br>③活力の減退による易疲労感の増大や活動性の減少。</td><td rowspan="3">①その人自身の言明か他者の観察によって示されるほとんど1日中、ほとんど毎日の抑うつ気分。<br>②ほとんど1日中、ほとんど毎日の、またはほとんどすべての活動における興味、喜びの著しい減退。<br>③食事療法をしていないのに、著しい体重減少、あるいは体重増加、またはほとんど毎日の食欲の減退、または増加。<br>④ほとんど毎日の不眠または睡眠過多。<br>⑤ほとんど毎日の精神運動性の焦燥または制止。<br>⑥ほとんど毎日の易疲労性、また気力の減退。<br>⑦ほとんど毎日の無価値感、または過剰であるか不適切な罪責感。<br>⑧思考力や集中力の減退、または決断困難がほとんど毎日認められる。<br>⑨死についての反復思考、特別な計画はないが、反復的な自殺念慮、自殺企図、または自殺するためのはっきりとした計画。</td></tr>
<tr><td>小項目</td><td>①集中力と注意力の減退。<br>②自己評価と自信の低下。<br>③罪責感と無価値感（軽症うつ病であってもみられる）。<br>④将来に対する希望のない悲観的な見方。<br>⑤自傷あるいは自殺の観念や行為。<br>⑥睡眠障害。<br>⑦食欲不振。</td></tr>
<tr><td>身体症状群</td><td>①通常なら楽しいはずの活動における興味や喜びの顕著な喪失。<br>②通常なら情緒的に反応するようなできごとや活動に対する情緒反応性の不足。<br>③朝、いつもの時刻より2時間以上早い覚醒。<br>④午前中に悪い抑うつ。<br>⑤著明な精神運動制止や焦燥が客観的に確認されること。<br>⑥著明な食欲低下。<br>⑦体重減少。<br>⑧性的衝動の著明な減退。</td></tr>
</table>

続くこととなっています。軽症うつ病エピソードを持つ患者は、通常、症状に悩み、日常の仕事や社会的活動を続けることにいくぶん困難を感じますが、完全に機能できなくなるということはありません。中等度、重症うつ病になるにつれて症状の項目が増えます。また、うつ病症状の中で、特に臨床上重要であると広く認められているものを「身体的」と呼び、身体症状群の項目が四つ以上ある場合に、身体症候群があるとみなされます。

ＤＳＭ-Ⅳでは、特に軽症うつ病の診断基準は設けられていません。表1の①抑うつ気分、あるいは②興味または喜びの喪失を含む五症状が二週間以上続くものが大うつ病エピソードですが、この基準を満たさないからといって、うつ病でないというわけではありません。

## 治療

うつ病は身体と精神の両面に不調をきたす病気であるため、適切な薬物療法とともに十分な心身の休養が必要となります。しかし、軽症うつ病はもとより重症うつ病に至っても、自分の努力が足りない、もっとがんばらなければいけないなどと考え、仕事を休んで休養をとることや精神科や心療内科での治療を受けることを拒否する患者もいます。治療を開始する際には、まず、治療者—患者間の信頼関係を確立することが重要となります。そのためには、まず、患者の訴えを十分に傾聴し、その苦悩に共感し、受け入れようとする治療者の態度が必要となります。そのうえで、この状態は心身の疲労状態であり、自分の怠惰や努力不足のためではなく、病気によるものであること、治療によって一定期間内にもとに戻ることを説明し、服薬と休養の必要性を理解してもらいます。このときクスリの作用、副作用についてもあらかじめ説明します。またこれらのことは、患者の家族にも十分説明して理解してもらい、治療に協力してもらうことが非常に大切です。

**薬物療法**

うつ病の薬物療法は、抗うつ薬の投与が原則ですが、軽症うつ病には、抗うつ作用を持つ抗不安薬であるアルプラゾラム（ソラナックス、コンスタン）、エチゾラム（デパス）、タンドスピロン（セディール）なども有用です。

抗うつ薬は、薬剤の種類により作用が異なるため、患者の症状に合わせ、適切な薬剤を選択する必要があります。（二九頁、表6を参照）。抗うつ薬の臨床効果が発現するまでには、通常、十〜十四日を要します。反対に、副作用は服用開始すぐより出現します。投与方法としては、単剤投与、漸増漸減が原則です。軽症うつ病の場合は、少量か中等量から開始し、重い副作用が出現しないことを確認しながら、一週間ごとに有効量まで増量し、少なくとも半年間は同量を維持し、その後数カ月かけて、二〜四週間の間隔で漸減します。抗うつ薬投与中は、患者が自己判断で服用を中断することがないよう、常に服用状況に注意を払う必要もあります。

主な副作用としては、せん妄、口渇、鼻閉感、瞳孔の調節障害、頻脈、排尿障害、便秘などの中枢性・末梢性抗コリン作用、起立性低血圧、過量服用時の心毒性がありますが、第二世代以降の抗うつ薬では、これらの副作用は軽減されてきています。

プライマリーケアの段階では、副作用の少ない、第三世代、第四世代の抗うつ薬の投与が勧められています。第三世代の選択的セロトニン再吸収阻害薬（ＳＳＲＩ）は、特に抑うつ気分や不安の改善に効果が大きいとされていますし、第四世代のセロトニン・ノルアドレナリン再吸収阻害薬（ＳＮＲＩ）は、軽症うつ病では抑うつ気分よりもむしろ目立つことが多い、おっくうさ、喜びや意欲の減退にも効果が大きいとされています。ＳＳＲＩとしては、一九九九年にフルボキサミン（デプロメール、ルボックス）、二〇〇〇年にパロキセチン（パキシル）が、ＳＮＲＩとしては、二〇〇〇年にミルナシプラン（トレドミン）が発売されており、かなり広く利用されるようになってきています。さらに第二世代の抗うつ薬も比較的よく用いられますが、マプロチリン（ルジオミール）は抑うつ症状全般に有効で、鎮静効果もみられます。ミアンセリン（テトラミド）やセチプチリン（テシプール）は精神運動抑止やうつ病の身体症状に有効です。トラゾドン（レスリン、デジレル）は効果発現が早く、不安・焦燥がみられる患者に有効です。スルピリド（ドグマチール）は比較的少量（一五〇～三〇〇㎎）で抑うつ症状に対する効果を示します。抗コリン性の副作用も少なく、軽症うつ病にも使用しやすい薬剤ですが、Ｄ２受容体阻害作用によるプロラクチンの上昇にともなう乳汁分泌や月経異常、女性化乳房のほか、錐体外路症状もみられることがあるので注意が必要です。

**精神療法**

うつ病の治療は、抗うつ薬を中心とした薬物療法が主体となりますが、患者の訴えを受容・共感し、支持的態度をとるといった心理的アプローチも必要です。また、ときには、環境調整や生活指導を行うこともあります。ただし、精神療法の重要性は、患者の病期により変化するので注意が必要です。一般的には、うつ病の初期や極期には積極的な精神療法的な働きかけは行うべきではありません。

（帝京大学医学部附属溝口病院精神神経科・中原理佳）

# 第三章　医学生および臨床家のために

# 心療内科医の一日

## はじめに

私の現在の立場は、総合病院に勤務する中堅の心療内科医です。当科は内科系の一員ではありますが、独立した一診療科として機能しています。当院は二一の診療科と六五〇床を有する第一線の総合病院で、一日あたりの外来患者数は約二五〇〇人です。

本章では、総合病院に勤務する心療内科医の業務を外来と入院にわけて、それぞれの概略を述べたいと思います。また、皆さんに臨場感を持ってイメージをしていただくために、当科を訪れる代表的なケースの診療風景も、私の日常診療の雑感を交えてお話しします。

## 外来にて

まず、心療内科はどのくらいの需要があるのだろうかという疑問にお答えするために、当科の一週間あたりの外来患者数についてお話しますと、新患数は約五〇名、再来数約五四〇名です。高い需要があると考えられますが、すでに許容量の限界から十分な診療時間もとれず、必ずしも患者さんの希望に添うことができていない現状があるかと思います。つまり、「過飽和状態」に陥っているのです。

「おはようございます。よろしくお願いします」

「おはようございます」

朝はまず、外来の看護婦さんとのあいさつから始まります。

「Aさん、お入りください。その後、いかがですか」

「なんとか職場に行っています。ただ、家に帰ったあとにやはり過食をしてしまいます」

「そのあと吐くのですね」

「そうです。平均して一日に一回ずつです」

Aさんは神経性過食症（掲載頁参照）の方です。

「あとで吐けばいいやと思うと、結局過食してしまう機会が増えてしまいます。過食してもやせたままでいられるということで、嘔吐や下剤を乱用することが習慣化するんですね。この悪循環を絶つために、過食をやめるか、嘔吐や下剤乱用をやめるかですが、過食をやめることがもっとも効果的と考えられます」

「どうするんですか」

「過食の代わりの対処手段を講じるのです。たとえば、走るとか、風呂に入る、友だちに電話をかけるなどです。代わりの対処手段のレパートリーが多いほど、過食を予防する可能性が高まります」

このケースもそうだったのですが、無理なダイエットから始まり、過食に転じるタイプの摂食障害が急増しています。古典的な神経性食欲不振症のように、摂食拒否をかたくなに続けるタイプも依然としてみられますが、過度にやせていながらも、過食・嘔吐の悪循環を持ったケースも多いのです。

「次回の受診までに、どのようなときに過食に陥るか、そのときの思考や感情をモニターして紙に書いて来てみてください。また、代わりの対処手段がどのくらい実践できたかを報告してください。とりあえずの対処手段として、頓用薬を処方しておきます。過食したくなったら服用して、一時間待ってみてください。過食したい気持ちが薄れてきたらしめたものです」

「はい」

神経性過食症の治療法としては、主に「認知行動療法(1)」が用いられています。食行動をストレスに対する対処行動と考え、過食・嘔吐とそれに先立つ感情・思考を自己記録することを通してストレス状況を見極め、食行動以外の対処手段を発達させると同時に、過食・嘔吐に先立つ思考の修正も試みます。

二つめとしては自己評価の低さ、自己主張の不十分さなどの人格・行動上の問題点の改善が目的とされます。

心療内科の外来治療というと、「時間をたっぷりとり、話を聞いてもらえたり、いろいろとアドバイスがもらえたり」という先入観を持つ人がドクターの中にも多いのですが、必ずしも現実を反映しているとはいえないと思います。少なくとも当科の場合、外来での再診は、比較的短時間(具体的には十分以内)である場合が多いのです。その代わり、初診にはやや時間を割きますし、少ない時間を補完する意味で、日記などの宿題を出すこともあります。宿題はまた、患者さん自身が治療の主体であることを暗に伝える意味を持っています。

次は初診のBさんです。主訴は「出社できない」とのことで、産業医の先生の紹介です。当科の場合、まず予診は臨床心理の先生にお願いし、むだのない情報収集を心がけます。そのうえで、診断や治療にかかわる意思決定を医師が行います。

「産業医の先生には、どのような理由でこちらを受診するようにいわれましたか?」

「頭痛や吐き気、だるさなどの症状がいろいろと検査をしても身体的な原因がわからず、心理的なものが関係していると考えられるので、専門医を受診するようにいわれました」

「なるほど。ご自分ではどう思いますか?」

「わかりません。でも検査でなんでもないのなら、そうかもしれませんね」

「具合が悪くなったころに、なにか身の回りで変化はありませんでしたか?」

「職場の上司が替わったのですが、けっこうズケズケという人で、肌が合わないな、という感じがありました。重箱の隅をつつくような細かいあら探しをする人で、着任してからけっこういわれましたよ。会社自体、残業も多く、プライベートな時間も持てません。帰宅してパソコンをいじったり、音楽聞いたり、好きなことをしていると夜更かししてしまい、体もだるくて朝起きられません。これでは会社にも行けません」

「不眠というわけではなく、多忙で睡眠のための時間がとれないということですね。時間があれば寝ていたいと」

「そうです」

「以前より意欲や思考力の低下はありますか？」

「朝起きてなにかしようという気にはなれません。でも、午後になれば気晴らしにドライブに行ったり、パチンコしたりはしています」

近年青年期の登校や出社できない一群に、このような身体症状と抑うつを前景にして受診するケースが増えてきているように思います。それらのケースの特徴としては、症状自体には違和感を持つのですが、会社を休んでいることにはあまり違和感がなく、したがって、「登校や出社できない」苦悩感や罪悪感、および治療への主体性・当事者意識が希薄で、自分から困って病院を受診するよりは紹介されて受診し、どこか他人事の装いであることです。また、仕事や学業といった本業からは身を引いているものの、副業である趣味などはかえって積極的に参加できることも少なくありません。それらの整合性がとれない行動には疑問を持つふうでもなく、出社できるようになるための創意工夫や努力の欠如などがあげられます。

これらの病態は、笠原嘉が提唱した「退却神経症」(2)や広瀬徹也が提唱した「逃避型うつ病」(3)、およびその近縁のカテゴリーに属すると考えられます。いずれも、病態の背景にはパーソナリティーの病理がかかわっていることも多く(4)、その度合いが高いほど、薬物療法や安静休養だけでは快方に向かわないことが多いのです。これらの病態を精神科ではなく心療内科で診ることとの異論はあるかと思いますが、基本的に身体症状を主訴とし、患者さんはそのことにのみ違和感を感じているわけで、心療内科医がかかわる機会はどうしても多いのです。

## 病棟にて

外来と同様に、入院治療の実態も慢性的な飽和状態が続き、入院予約をしてから数週間待ちはおろか、二カ月待ちもざらではありません。これは、患者さんの絶対数が多いことと、入院施設を持つ心療内科が非常に少ないことによると思われます。

さて、外来診療が終わり、遅い昼食を食べたあと、病棟の患者さんのもとへと向かいます。病棟に着くと、まず看護婦さんたちとの申し送りを行い、その時点での患者さんの問題点や変化をチェ

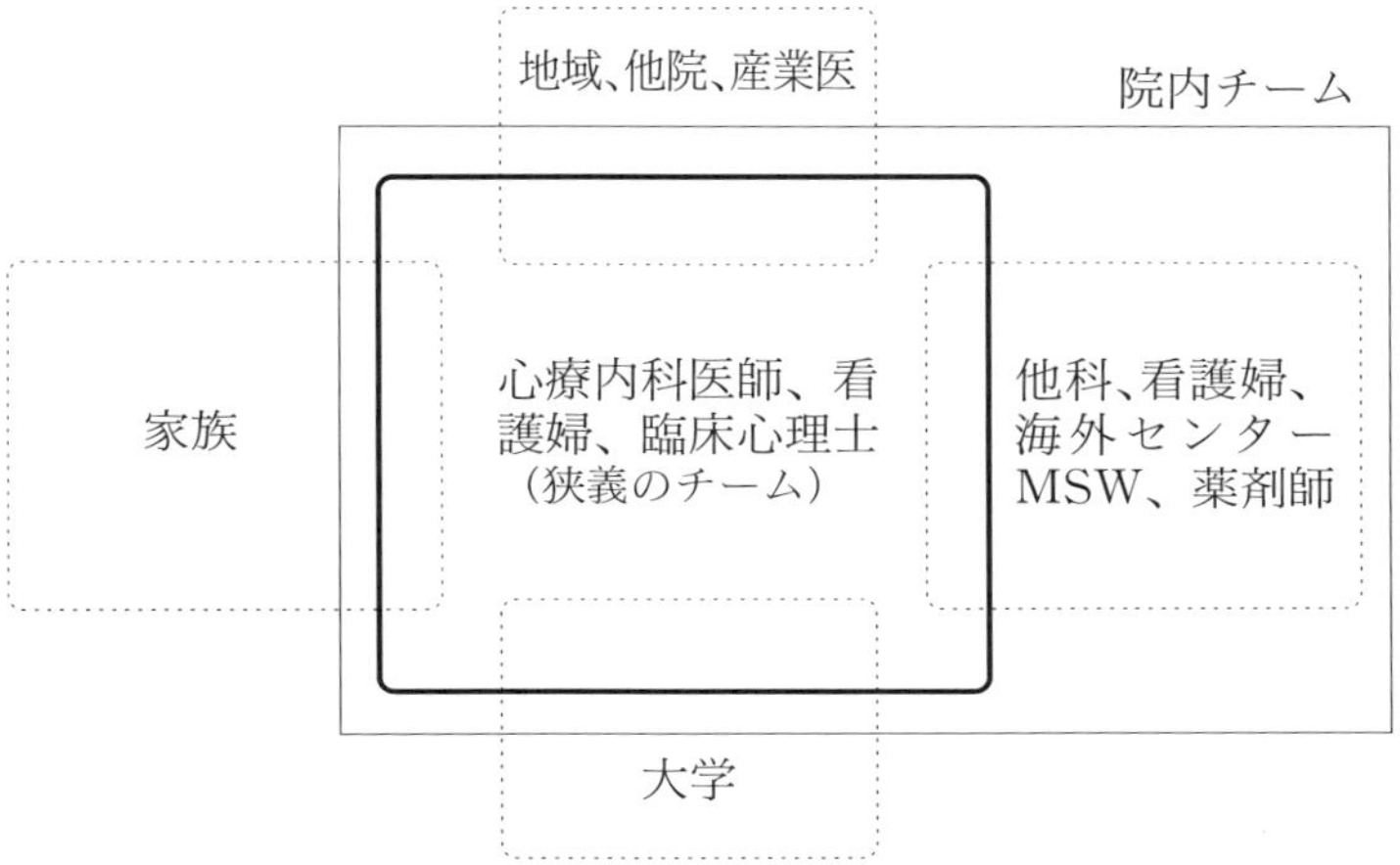


図1　当科のチーム医療

ックし、ディスカッションしたあと、回診を行います。

心療内科の入院治療では、特にチーム医療が重視されます。チーム医療とは、複数の異なる専門性を持ったメンバーが患者さんの診療にあたることです。その利点としては、異なる専門領域の知識や技術を総動員して診療できる、患者さんの受け持ち医だけが必要以上の負担を背負い込まなくてもすむなどがあげられます。チーム医療は当科の基本理念の一つでもあり、また強力にメンバーを支えてくれているのです。

もう少しわかりやすくするために、総合病院で心身医療を行うチームを、便宜上以下に述べる二つにわけて考えてみましょう[5]（図1）。

一つめは患者さんに恒常的かつ直接的にかかわる医師、臨床心理士、看護婦からなる核としての狭義のチームです。

二つめは院内の他科スタッフ・看護婦、薬剤師、ケースワーカーなどのコメディカルからなる広義のチームです。最近では他院や地域をも含めたチームも模索しています。その中で、特に院内他科や他施設からの依頼に応じて患者さんの診療にあたる活動を、「コンサルテーション・リエゾン活動」と呼んでいます（掲載頁参照）。

ところで、当科の入院治療の特徴は、境界性人格構造（Borderline personality organization、以下BPO）を持つケースが多く、病棟内に混乱が引き起こされやすい状況にあること、また心身医学的治療法の一つとして絶食療法が行われていることです。そして患者さんの病態を診断したり、行動分析を行ったりするための情報収集や、特に絶食療法（十日間の点滴を併用した絶食期と、五日間の普通の食事に戻す復食期からなる）で母性的な役割などが看護婦さんたちに期待されています。したがって、特に入院における治療構造を支える役割を、患者さんと接する時間が主治医よりも長い看護婦さんたちが担う機会が多いと考えられ、その意味からもチームとして機能していることは治療にとって欠かせないのです。

看護婦さんたちとは、毎日の申し送りのほかに、毎週一回病棟カンファレンスを開き、その場で病棟全体の問題について話し合われます。さらにそのほかに、毎週一回、医師と臨床心理士からなるスタッフ・ミーティングではオープンな雰囲気でディスカッションが行われています。そこでは、主に入院の患者さんに対して、主治医による入院後の経過の報告や治療方針の決定が行われます。すなわち、スタッフ・ミーティングは、チーム内の情報伝達の緊密化の役割と同時に、治療の最高意志決定機関として治療方針上の責任を負い、先ほども述べたように、主治医が必要以上に一人で問題を抱え込まないように配慮されているのです。これらのことは、チームという治療構造の恒常性や安定化、また有機的な機能のためには特に大切であると考えられます。

看護婦さんたちとの申し送りです。

「昨日入院のDさんは、就前薬を内服しても夜眠れず、食欲がない状態だということです」

「大部屋だし、入院したばかりで気持ちが高ぶっていたのかな。クスリを調節したほうがよいかどうか、相談してみます」

「Eさんは、体重三二・一kgでマイナス〇・五kgです。食事はほぼ全量摂取しているようですが、食後必ずトイレに行って、しばらく出てきません」

「うーん。全量摂取しているのにもかかわらず体重が減っていることからみると、嘔吐がまだ続いているかもね。面接のときに聞いてみよう」

…………

「Qさんは、絶食療法三日目ですが、日記を書くのもつらそうです」

「ちょうど最初の関門にぶちあたっているな。そこを乗り切ると心身ともにだいぶ楽になるはずだから、サポートしましょう」

回診に赴きます。

「Dさん、いかがですか」

Dさんはうつ状態で、仕事から離れて休養をとることと、病態の診断および治療を目的に入院した四十歳代の中間管理職のサラリーマンです。

「入院して早く症状を治さなくちゃ、という気持ちと、会社に穴をあけて申し訳ない気持ちで朝まで寝られませんでした」

「会社の人に迷惑をかけたと思って申し訳なく思うのですね。Dさんのようにきまじめで周囲への配慮を欠かさない人は、うつ状態になりやすいともいえます。会社の人もゆっくりしてこいと言ってくださっているので、休養とクスリが効いてくるのをじっくり待ってみてはいかがですか。大部屋だし、入院したばかりで気持ちが高ぶっていたこともあるでしょう。よく眠れるよう、クスリを調節しましょう」

Eさんは神経性食欲不振症で、過食と嘔吐をともなっているタイプの二十歳代の女性です。

「Eさん、こんにちは。体重がまた減ってしまったそうですね。診察させてください」

「はい、でも少しです。一生懸命食べているんです」

「少し脱水気味ですね。食後トイレにしばしば行っているようですが」

「吐いてはいません」

「そうですか。これ以上体重が減るとまた体にはかなり負担がかかってしまうので、食事の量を増やすか、点滴をしましょう」

「でも…」

Eさんは体重が増加することへの恐怖感や抵抗感が強く、食事量を増やされたり、点滴をされることをほんとうは望んでいません。

「Qさん、がんばっていますね。診察しましょう」

Qさんは絶食療法三日目です。

「先生、だるくてほとんど寝た状態です。日記どころじゃありません」

絶食療法中に、日記療法も併用しています。

「体のエネルギー代謝が、糖から脂質栄養へと変化し、血中や尿中にケトン体が出はじめています。代謝系の変化のほかに、内分泌や中枢神経系の変化もみられます。体全体が新しい身体機能に慣れて、平衡状態となるまでの数日間、非常にきついのです。それを越えれば楽になります。乗り切ることを第一目標にしましょう」

絶食療法は、心身医学的治療の中でももっとも過酷な治療といえます。しかし、やり終えたあとの充実感や達成感は言葉で単純に言い表せないものがあるといいます。

いずれにしても、心身医学的な治療の主役は患者さんなのです。私たちはそれをただサポートしているだけにすぎないのです。

## おわりに

限られた紙数の中で、私たちの診療の断片的なものしか紹介できず、消化不良の文面になってしまいました。でも、読者の皆さんに、なにかしらの興味を抱いていただけたら幸いに思います。

（のぞみクリニック院長・川原健資）

# 心療内科における開業

## はじめに

心療内科における開業について、プライマリーケアという観点を交えながら述べたいと思いますが、まず開業医の存在、性格などが一般病院、大学病院の医師とはいろいろな点において異なりますのでまずその点から話を進めたいと思います。

## 開業医の特殊性

### 継続性

もっとも大きな違いは、開業医の場合診療時間のすべてを一人の同じ医師が診療し、しかもそれが半永久的に続くということです。

一般病院では、ほとんどの場合外来は複数の医師が曜日ごとに担当しています。一人の医師が週三回外来をやるにしても、患者さんの診察は一般的に週一回、または二週間に一回、四週間に一回というペースで行われます。患者さんがどうしても急に診療を受けたいときには担当医でないほかの医師の診察を受けることになります。

　そのようなことから、病院では主治医だけでなく夜間の当直帯を含めて、病院全体で患者さんを抱えていることになります。その性格は病院の長所でもあり短所でもあるといっていいでしょう。

　その反対に、個人の診療所の場合はいつ受診しても同じ医師がいて継続した治療を受けることができます。夜間でも診てくれるところもあります。予約制や曜日ごとに主治医が変わる外来と違い、患者さんはいつでも行けば同じ先生に診てもらえるということで、主治医一人で抱える器は大きくなります。

　しかし、病院と比較すれば二十四時間、一年三百六十五日いつでも対応することは不可能に近いことですし、設備、専門性などからも病院全体としての器は小さくなります。さらに、継続して一人の医師が診るということは普遍性もありますが、独断的になったり重大なことを見落とす危険性も増えます。

　それぞれ長所、短所がありますが、実際には患者さんはコンビニとスーパーとデパートを使いわけるように、賢く病院と個人の診療所を使いわけているように思います。

　また、一般病院では多くの医師が数年で異動するので、患者さんはそこでその医師の転勤先についていくか、同じ病院の別の医師に診てもらうかの選択に迫られることになります。医師自身も、五年先十年先同じ病院にいるかというと不透明な部分が多いので、患者さんと一生のつき合いという認識は少ないと思います。開業医の場合は、患者さんのほうが移動しない限り一生のつき合いになりますから、患者さんに対する心構えも変わってきます。それらのことから必然的に患者さんとの距離も近くなり、親密になります。

**地域性**

患者さんはもちろん、地域住民全体のニーズから開業医は地域医療に貢献することが使命です。地域の健康診断、予防接種、休日急患診療所など、医師会を通してさまざまな仕事があります。病気になった人だけでなく、健康人に対しても健康診断や予防接種などを通してかかわることになります。

診療所では、一人の医師が同じ家族の子どもから老人まで診ることもよくあります。長年にわたれば医師のほうも二代目、三代目となり、患者さんの二代目、三代目を診るようになります。町中のビル診療所と住宅地の自宅兼用の診療所では状況が違いますが、いずれも長くいれば近隣の人たちとの交流が生まれ、その診療所に対して住民が期待する役割というものも生まれ、診療所はそれに応えます。

**専門性**

大学病院などでは自分の専門以外の科の診療をする機会は少ないかと思いますが、開業医の場合こちらの意向とは無関係にさまざまな患者が訪れます。自分が特に不得意な分野などはお断りすることもできますが、自分の得意なものだけで診療所を経営していくことは困難です。クリニックでは、患者さんの利益のためにもそれほど専門性を必要としないものであれば、ある程度は見当をつけて治療してあげたほうが良心的といえると思います。その中で、特に重症な症例など専門の治療を要する場合は専門の病院に治療を依頼すべきで、その見立て、ふるいわけをします。このように、開業医では専門外の幅広い知識、経験を要求される側面があります。そのうえで自分の専門性を発揮できれば理想的だと思います。

**経済性**

このことが最大の違いといっても過言ではないかもしれません。大病院では経営を度外視した診療を続けることができますが（もともと心療内科は不採算部門で黒字は期待されていないところが多いように思いますが）、開業ではそれをしていたら世の中に存続できません。いくら理想の診療所を作るといっても経営的に安定することが前提になりますから、そのために制約が多少あることは仕方ありません。開業においては診療の技術だけでなく、経営とのバランス感覚も求められます。

　また、患者さん側からみた経済性ということも考えなくてはなりません。特殊な病気が疑われて大病院に受診し、特殊な検査、特殊な治療をした場合はいくらお金がかかっても患者さんが不満を持つことはないと思いますが、開業して感じたことは、患者さんは意外と検査などについて金額がどのくらいかかるのかを気にしています。診療所にかかるということは、自分がそれほど大きな病気ではないと考えていることが多いようですから、許容範囲以上のお金がかかれば当然患者さんは不満を持つでしょう。教科書的にいくら必要な検査や治療とはいえ、患者さんが自分の払う金額に妥当なものかどうか納得してもらわないと誤解を招く原因になります。開業の場合、患者さんが窓口で支払うお金が直接自分の収入に結びつくだけに、逆にその払う金額と患者さんの満足度という関係を常に考えさせられます。

## プライマリーケアと心療内科

### プライマリーケアとは

「primary」という単語を辞書でひくと、①本来の、根本の、②最初の、原始的な、③首位の、主要な、④初歩の、初等の、などがあげられています。プライマリーケアを、「初期医療」と訳している本もありますが、プライマリーケアのプライマリーという言葉の中には「初期」だけでは表現できないさまざまな意味が込められています。日本ではプライマリーケアの概念として一九七八年の米国アカデミーの定義が用いられていますが、ＡＣＣＣＡとして知られる五本の柱、①Accessibility（近接性）、②Comprehensiveness（包括性）、③Coordination（協調性）、④Continuity（継続性）、⑤Accountability（責任性）に表現されています。文章に直せば、「近隣の場所で、予防医学を含めた全科的な診療、健康管理を、専門病院とも連携を取りながら、継続的に責任を持って行う全人的医療」といえるでしょう。前述の開業医の特殊性からわかるように、これはまさに開業医が中心となる分野であり、考えてみるとこれは大昔から普通の開業医が自然とやっていたことだと思います。したがって新しいことではないのですが、今その質を考えるようになってきたということでしょう。また、次々と専門分化していく医学の中で、医学全般を浅く広く知ることの大切さが見直されてきたのではないでしょうか。

患者さんは、最初から自分の病気がなんであるかを知って病院にかかるわけではありません。自分の症状からある程度見当をつけて、これなら何科がいいだろうと受診するわけです。

第一にプライマリーケアで強調されていることは、その初期対応、診断、治療の重要性です。どこに住んでいる人でも気軽に、早急に、簡単に受診できる医療機関があること。さらにそこでは救急の疾患なのか、身体疾患か、どの臓器の疾患なのか、それとも精神疾患なのかなどを的確に判断し、治療方針を決定します。緊急の入院や専門的治療を要する特殊な疾患は地域の大病院や専門病院と連携を取り、転送します。

第二のプライマリーケアの役割としては、その他のほとんどの急性、慢性疾患を診療所で継続的に診療していくことです。慢性疾患で何十年と通院する病院が遠方であっては大変です。そのときプライマリーケアでは幅広くさまざまな疾患について継続的に、あるときは専門病院と連携しながら、その人の一生の健康について一緒に取り組んでいくわけです。

また政府や国家としては、患者さんにとって最適の環境、条件で医療を受けられるように整備することが国民に対する義務であるといっていいでしょう。

## プライマリーケアにおける心療内科の重要性

一般の外来を訪れる患者さんの五〇パーセントから八〇パーセントは、精神的疾患かなんらかの心理的要因の関与した疾患であるといわれています。また心療内科的、精神科的疾患の五〇パーセントは、まず一般の外来を訪れるという報告もあります。つまり、一般の外来を行っていてそういった疾患に出会う機会は非常に多いことになります。

その中で必要なことは、すべての医師が身体疾患か精神的疾患かを判断、鑑別できる素養を持つことだと思います。そのためには医学教育、研修医教育の中で多軸的診断ができる技能を身につけることが重要です。現状では一般の科ではどんな主訴があっても身体疾患か、そうでなければ〝偽物〟かを診断するだけで終わってしまう傾向が強いように思います。〝偽物〟の中から心療内科的な疾患か、または精神疾患かどうかを鑑別し、治療の必要性を検討する医師は少ないようです。検査ばかり繰り返し、なにも異常が出なければ終了です。患者さんはまたどこへ行っていいかわからず症状に苦しみます。

この検査に費やされる医療費は、年間日本全体にするとおそらく莫大なものになることと思います。そこで全科の医師が多少でも心療内科的素養を身につけ、最低限度の検査をしながら、軽症のものは治療し、また重症の症例は簡単に依頼できるよう全国に心療内科ができれば、心身症で苦しむ患者さんは大幅に減少し、日本全体の医療費も大幅に減少できるでしょう。

## 心療内科における開業の実際

最後に、心療内科を専門にしながら開業をしたらどのような形態になるか考えてみましょう。最近心療内科のクリニックが増加しているようですが、大きくわけて二つのパターンがあります。一つは心療内科医のクリニックと、もう一つは精神科医が神経科と一緒に標榜するクリニックです。前者にも内科に近いものと精神科に近いものがあると思います。

### 疾患対象

前述のように、これは①立地条件（人口構成、周囲の環境、交通の利便性など）、②標榜科、③診療所の名称、④設備などによって左右されますので、医師側としては開業以前の経験と開業時のモチベーションから自分の守備範囲をある程度想定し、これらのことを決定します。これは心療内科のアイデンティティにも関係しますし、自分の医師としてのアイデンティティにも関係する重大なことです。

一般論としてはいろいろ議論されますが、開業医の特権としては自分がイメージした心療内科医として世間にアピールし、その通りの仕事ができるということです（経営的に安定すればの話ですが）。参考までに当院の状況をみてみましょう。当院は駅に近い繁華街で、内科、心療内科という看板で、設備は心電図、腹部超音波があります。私のイメージとしては、一般内科から心療内科まで幅広く診療したい、というイメージで始めました。開業して一年六カ月で約一〇〇〇人の患者さんが来院していますので、その内訳をみてみましょう。まず性別、年齢別（図1）でみると、男性二八九人、女性六八一人で、女性が男性の二・四倍の割合で多いことになります。これは一つには、女性のほうが病院に行く時間がたくさんあるということが大きな理由であると思いますが、ほかの要因もあるように思います。

年齢別にみると、男性は三十歳代、女性は二十歳代にピークがあり、それを中心にほぼ山型に分布しています。内科の患者さんも含まれていますので正確なことはいえませんが、女性の場合二十歳代で就職、結婚、出産など大きなライフイベントが重なり、ストレスにさらされる機会が多いこ

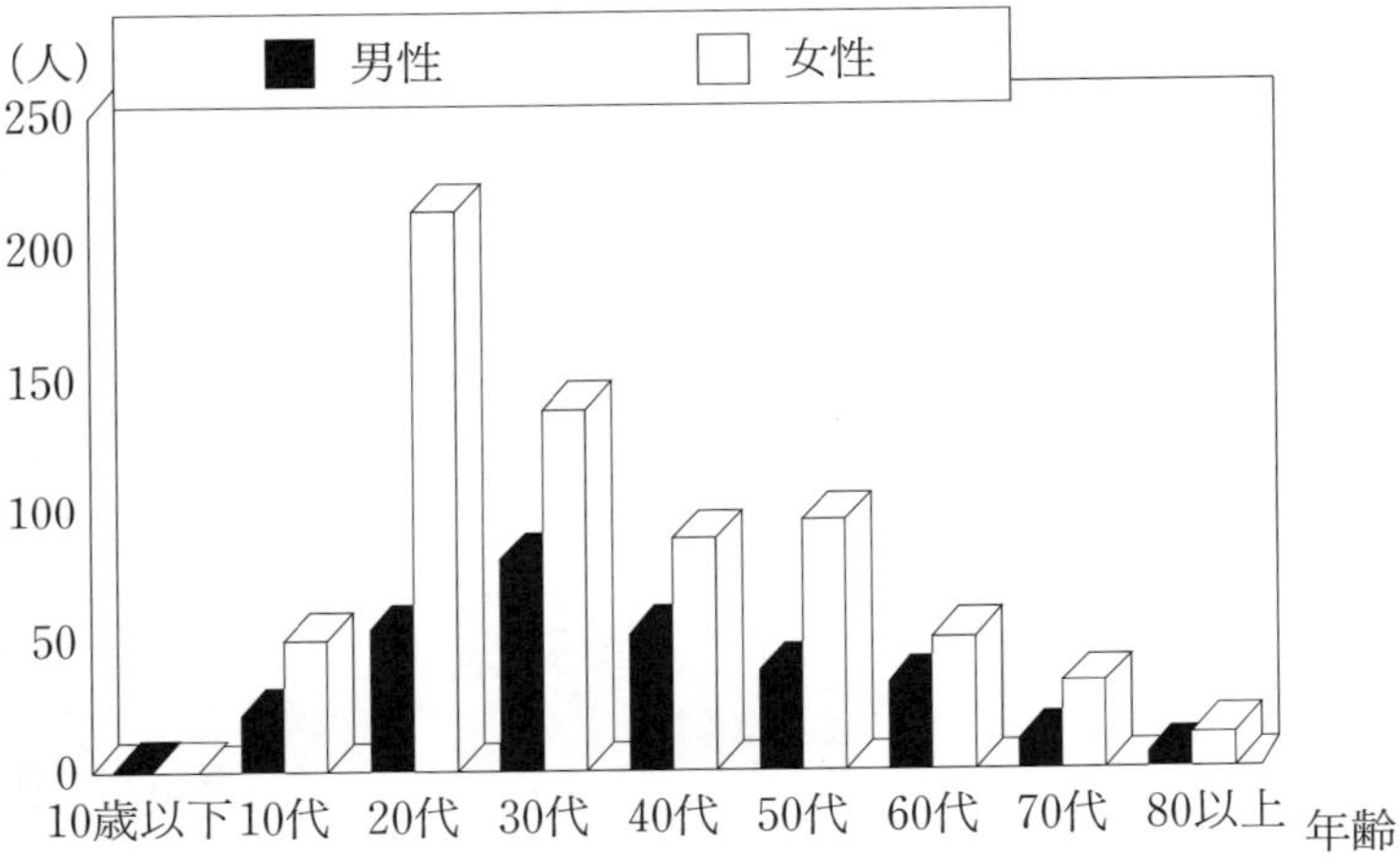


図1　性別、年齢別受診者数

とが原因の一つと考えられます。男性と異なり、女性はこの時期に仕事か結婚かその両立かという人生の岐路に立たされ、女性としてのアイデンティティの確立に向かう重大な決断を迫られる時期といっていいでしょう。

その後も、三十歳代から五十歳代まで女性の患者が多く来院していますが、子育てのストレス、夫婦の問題、嫁、姑の問題、さらに更年期障害と心身のストレスはさらに続くようです。仕事に確固たる一つのアイデンティティを持つ男性と異なり、女性の場合選択肢があるほど揺れ動きやすいように思われます。ストレス社会というと一般にサラリーマンをまず連想しがちですが、実は二十歳代から三十歳代の女性がもっともストレスに悩んでいるというのがほんとうのところだと思います。

次に居住地でみてみますと（図2）、やはり全体の五四・九パーセントが浦和市の患者さんでした。当院はJRの浦和駅徒歩三分という立地で、交通の便もよいところですが、遠方から来院する人は意外と少ないというか、大半が近隣の住民という印象です。

次に疾患別の総計でみると（図3）、心身症が二〇パーセント、神経症が一六・六パーセントで、併せると全体の三分の一を越えます。心療内科として来院した人が七一・八パーセント、内科の急性、慢性、その他の身体疾患を併せると二八・二パーセントです。内科の風邪、腹痛といった急性疾患も全体の一六・二パーセントと多く来院していますが、この中のほとんどの人は一回から数回来院しただけですから、最近二カ月でみると（図4）、内科の急性疾患は全体の五・一パーセント、一日の平均にして一人弱来院するくらいです。

逆に内科の慢性疾患は総計では七・〇パーセントですが、最近二カ月でみると一四・三パーセントになります。心身症は二二・二パーセント、神経症は二一・七パーセント、うつ病が一三・五パーセントで、この三つで五七・五パーセント、これに摂食障害を加えると全体の三分の二を占めることになります。

ここでの心身症とは、定義通り心理、社会的ストレスから機能的、器質的な異常をきたしたものを幅広く含めています。開業して感じたのは、たとえば嫁、姑の問題や、夫婦間の問題などが明らかな原因となって不眠や動悸をきたしているという普通の人の心身症が非常に多いということでし

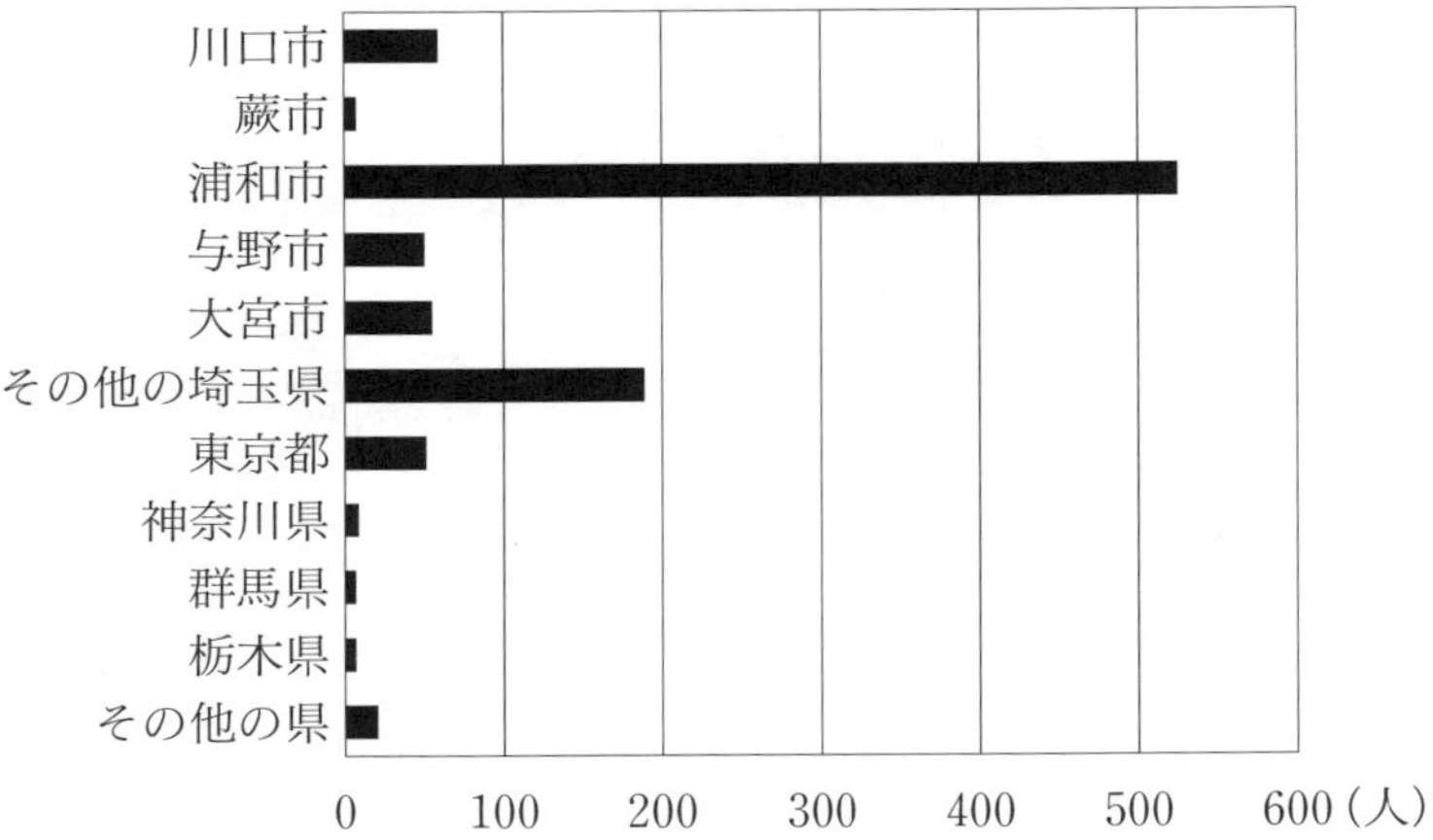


図 2　居住地別受診者数

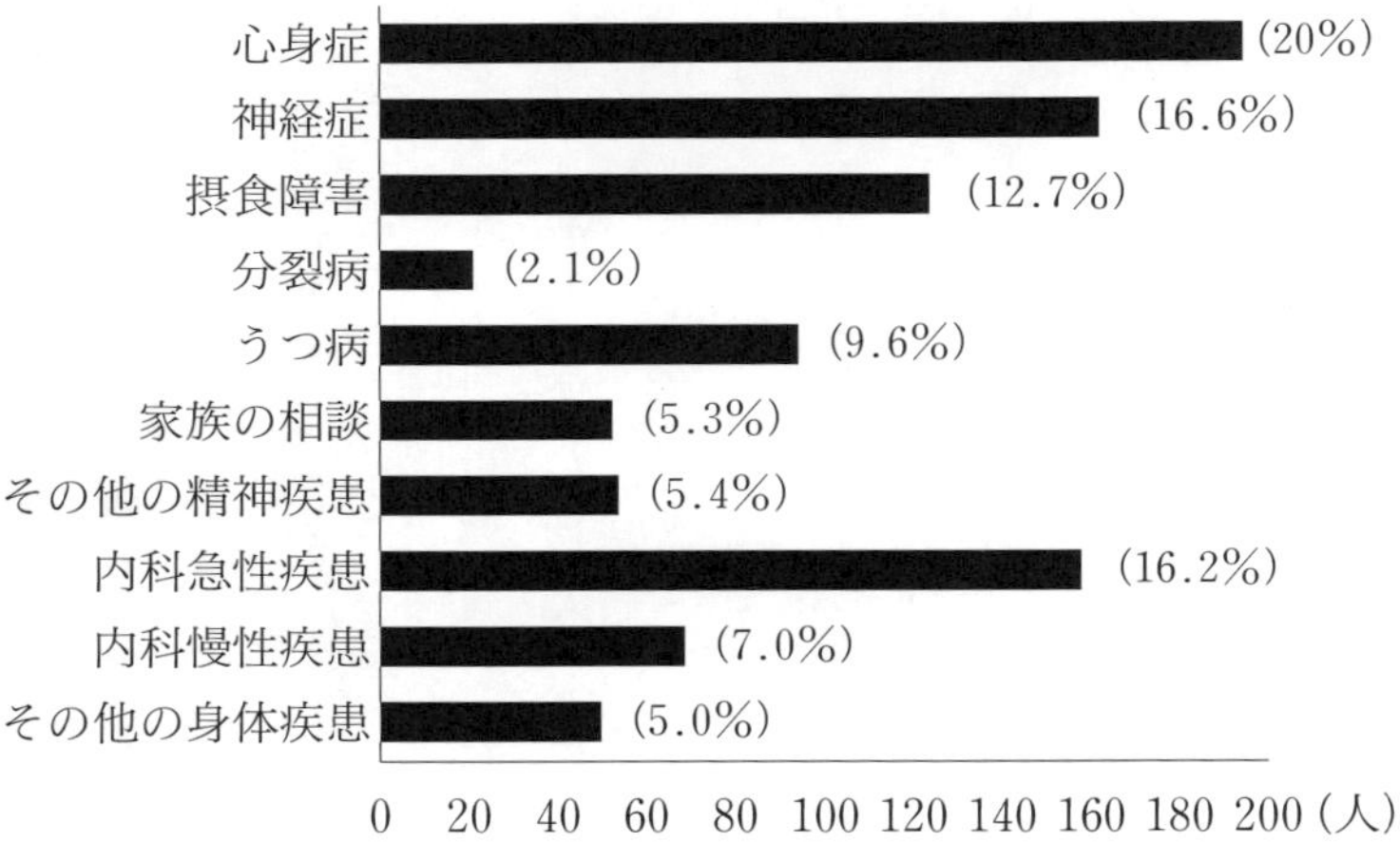


図 3　疾患別受診者数（統計）

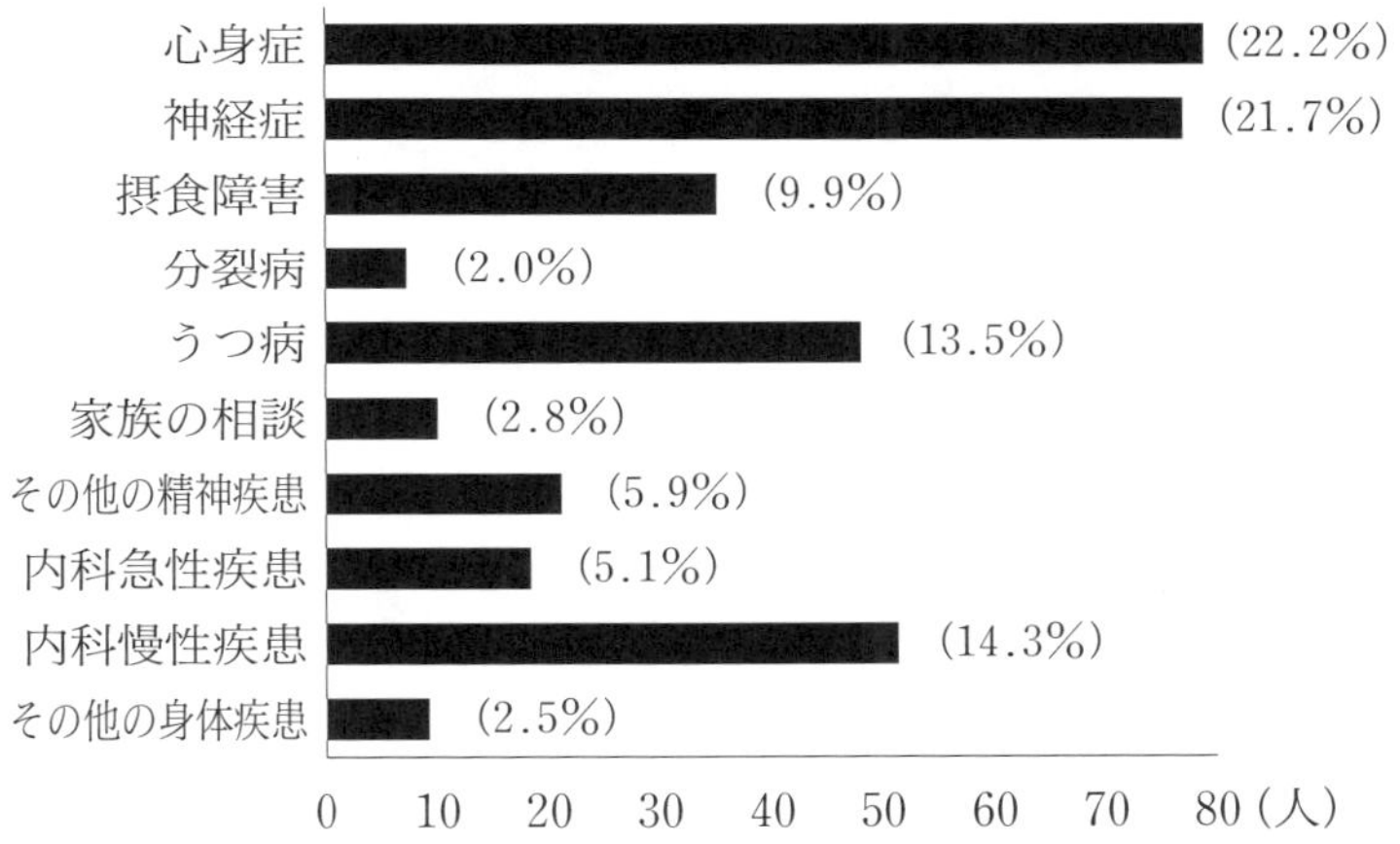


図4　疾患別受診者数（最近2カ月）

た。大病院に来院する患者さんは、全体に病態が重く神経症水準以上の人がほとんどのように思いますが、クリニックでは神経症までいかない普通の人が一時的、あるいは持続的なストレスにより発症し、受診するという症例が多いように感じました。逆にいえば、心療内科が近隣にない地域では遠くの大病院や精神科に行くのも抵抗があり、受診まで至らない潜在的な心身症の患者さんというのは相当な数に上るのではないかと考えられます。

**治療形態**

心療内科と内科の比重によりますが、心療内科に比重を置けば予約をとるほうがやりやすいかもしれません。時間的には、たとえば当院では現在一日に平均二五人くらいの患者さんが来院しますが、単純に診療時間の七時間で割れば、一人平均十六〜十八分ということになります。三〇人来れば十四分、四〇人で十・五分ですが、新患に四十〜五十分かけることもありますから、一人十分から十五分をめどにしています。自分のイメージした心療内科医として診療ができるのは開業医の特権ですが、ここで患者さんの人数と経営のかねあいという現実原則に縛られることになります。それらを考慮に入れながら自分の治療形態を決めなくてはなりません。心理療法士が別枠で（自費であったり、保険の範囲であったりしますが）カウンセリングをするという形態をとる診療所も多いようです。当院でも週二回心理療法士が特別に予約制で精神療法を行っています。

心療内科の設備としては、当院は点滴ができる以外特にありませんが、ボディソニックや光フィードバックを置くクリニックもあります。そのほか箱庭など、いずれにしても高額な設備はありませんので、スペースとやる気があれば入院治療以外どんな治療もクリニックで可能です。あとは内科をどこまでやるかで心電図や腹部エコーなどの設備を置きます。

## おわりに

心療内科の歴史は浅く、これまで大学病院や大病院にしかありませんでしたが、最近になって心療内科のクリニックが増加しているようです。これは非常によい傾向だと思います。なぜなら、心療内科の疾患自体が特別な病気ではなくて誰もがかかる可能性のある病気であり、それゆえ誰もが近所で気軽に受診できるようになるべきだと思います。

普通の内科と同じで、ほとんどの心療内科の疾患は入院の必要のない診療所で対応が可能です。ごく一部の重症な症例は大学病院などで治療を受けるようにすればよいのです。

現在のところ、まだ心療内科というのは特殊であり、希有な科で、患者さんも本などで調べてわざわざ遠方の心療内科にかかるという認識が強いように思います。将来的には大病院においても地域においても心療内科が一般的になり、それらが効率的に連携を取りながら診療すれば理想的な医療ができるものと期待しています。


（小川クリニック院長・小川志郎）

# プライマリーケアと心療内科

## はじめに

プライマリーケアと心療内科とのかかわりを考える際には、二つの視点があると思われます。それは、プライマリーケアに心身医療の技術をどう生かすかという視点と、プライマリーケアの中で心身医療をどう展開するかという視点です。

前者については、やはり、心身医療の中で培われてきた面接法の有用性ということに尽きるでしょう。たとえば、近年、インフォームド・コンセントということが医療の現場でもうるさくいわれるようになってきましたが、心身医療においては、患者さんに十分に説明して同意を得るということはすべての治療の出発点になっています。しかし、実は、それが多くの場合に必ずしも容易ではないのです。つまり、医療者側がインフォームド・コンセントを得ようという気持ちを持っていても、うまくいかないことも多いということです。それはなぜかというと、本来、治療は治療者と患者の共同作業であり、そこに治療者―患者関係が深くかかわってくるからです。そして、それをどのように良好に維持、発展させていくかという点に、面接法の技術や知識が役に立ってくれることが多いわけです。こういった点については、以前「認知行動療法における患者との関わり方」という文章の中で詳しく説明したことがありますので、関心がある方は読んでくださればよいと思います。(1)

そこで、以下本稿では、二番目の視点――プライマリーケアの中で心身医療をどう展開するか――について、述べてみようと思います。この問題は、「心療内科医がプライマリーケアを行うとしたら、どのような治療になるだろうか」と考えてみるとわかりやすいかもしれません。筆者は、都内の小さな診療所で、週に一回一般内科・心療内科の外来を担当していますが、そこでの経験をもとに、以下ご説明してみようと思います。

## 受診症例の内訳

筆者の診療の現場は、下町の小さな診療所で、まさにその近隣の地域のプライマリーケアを担っています。風邪の時期には、うがい薬の在庫がなくなるほど風邪っぴきの患者さんが来ますし、また、おなかを壊しただの腰が痛いだのとさまざまな訴えの患者さんがやってきます。平成八年に心療内科という標榜もしましたので、最近は電話帳などで調べて、訪ねてくる方も少しずつ増えてきていますが、やはり患者さんの主体は、ご近所のプライマリーケアを求めてくる方ということになるでしょう。そのような方々の中に、心療内科的な見立てと対応をしたほうがよい人がどの程度い

表1　内科群と心療内科群の心理指標の平均点

| | STAI-S | STAI-T | BDI | TMI |
|---|---|---|---|---|
| 内科群(n＝52) | 39.6 | 41.1 | 8.5 | 7.6 |
| 心療内科群(n＝34) | 44.8 | 49 | 10.2 | 12.2 |

STAI-S：状態不安尺度
STAI-T：特性不安尺度
BDI：ベック抑うつ尺度
TMI：東邦式健康調査票の自律神経症状(全43項目)

るのか、一度集計してみたことがあります。

平成九年の四月から八月にかけて受診（初診、再診含めて）した患者さんのうち、六十五歳未満の方にアンケート調査をお願いしました。その結果が表1ですが、八六人中三四人（四〇パーセント）もの方が心療内科的な患者さんでした。そして、その方々の心理テストの結果をみてみますと、内科群よりも状態不安、特性不安、うつ状態、自律神経症状のいずれも高得点を示していることがわかります。つまり、プライマリーケアを求めて一般内科の外来を受診される患者さんの中にも、心療内科的な対応が必要となる患者さんがかなり含まれているわけです。

そこで、筆者は平成八年の四月から、臨床心理士の方と協力して、認知行動療法的な心理カウンセリングを提供する試みを始めました。具体的には、まず私がこの患者さんには心理カウンセリングが有用なのではないかと思った場合に、その旨をお勧めします。それで本人も希望されれば、臨床心理士の方に面接治療をお願いするという形にしました。その結果、平成十一年四月までの三年間に、五〇人の方がカウンセリング治療を受けられました。

この経験を通して、正直いって驚いたのは、私がお勧めしたほとんどの方がカウンセリングを受けることを希望されたことです。心理的な治療に対する抵抗感は、治療者側が思っているほど強くないのかもしれません。そして、患者さんの内訳を示したものが表2ですが、過敏性腸症候群、筋緊張性頭痛、書痙、高血圧、自律神経失調症などの心身症に加えて、社会恐怖、パニック障害、空間恐怖、うつ状態、適応障害などの心因性と考えられる病態まで、さまざまなものが含まれていることがわかっていただけると思います。

そこで、ここでは本態性高血圧症に認知行動療法を適用して、血圧の非薬物的なコントロールが可能になった一例について説明しながら、プライマリーケアの中での心身医療の有用性や可能性について考察してみたいと思います。

## 症例②

五十三歳の男性、個人タクシー運転手。

主訴…高血圧、特に拡張期血圧が高いことが気になっている。

家族歴…妻と子ども二人の四人家族。息子は大学受験を控えているが、家庭は円満で、特に心配なことはないということであった。

既往歴…胆道結石（一年前クスリの服用によって完治）。

現症…血圧以外に特記すべきことなし。血液検査においても、総コレステロール、中性脂肪などの高血圧のリスクファクターとなりうる指標は正常域であった。

現病歴…二年前に近所のホールにあった簡易血圧計で血圧をはかったところ、二二〇／一一〇㎜Hgであった。それ以来、血圧が高いことが気になっていた。健康診断で降圧剤を飲むように言われ、数週間飲んでいたこともあったが、効果がないので服用を中止してしまった。ところが、昨年になって同じ団地で三人も脳卒中で倒れ、それから心配になって毎日血圧をはかるようになったが、平均して一四〇～一五〇／九〇～一〇〇㎜Hgを推移していることから一般内科患者として受診した。

| 治療期間 |
|---|
| 16カ月 |
| 9カ月→継続中 |
| 2カ月→薬物療法に |
| 8カ月 |
| 8カ月→継続中 |
| 4カ月→ drop |
| 27カ月 |
| 5カ月 |
| 10カ月 |
| 4カ月→継続中 |
| 7カ月→継続中 |
| 12カ月 |
| アセスメント後、中断 |
| 9カ月→継続中 |
| 5カ月 |
| 10カ月→継続中 |
| 14カ月→継続中 |
| 4カ月 |
| 1カ月→中断 |
| 11カ月 |
| 11カ月 |
| 4カ月 |
| 1カ月 |
| 8カ月→中断 |
| アセスメント後、中断 |
| 20カ月→継続中 |
| 2カ月 |
| 10カ月 |
| 4カ月→中断 |
| 16カ月→継続中 |
| 7カ月→継続中 |
| アセスメント後、中断 |
| 12カ月 |
| 3カ月 |
| 1カ月→ drop |
| 1カ月→ drop |
| 20カ月 |
| 1カ月 |
| 1カ月→継続中 |
| 2カ月 |
| 1カ月→ drop |
| 3カ月 |
| 1カ月→ drop |
| 1カ月→ drop |
| 2カ月→ drop |
| 19カ月→継続中 |
| アセスメント後、中断 |
| アセスメント後、中断 |
| 4カ月→継続中 |
| アセスメント後，薬物療法に |

表2　心理カウンセリング導入症例

| | 性別 | 年齢 | 診断・問題点 | 主な治療・介入 |
|---|---|---|---|---|
| 1 | F | 35 | 過敏性腸症候群 | 認知行動療法・自律訓練法 |
| 2 | F | 18 | 過敏性腸症候群・適応障害 | 認知行動療法 |
| 3 | F | 15 | 過敏性腸症候群・不登校 | カウンセリング |
| 4 | M | 33 | 筋緊張性頭痛 | 自律訓練法 |
| 5 | F | 25 | 筋緊張性頭痛 | 自律訓練法 |
| 6 | F | 56 | 緊張性の肩こり・頭痛 | 自律訓練法 |
| 7 | M | 68 | 書痙 | 自律訓練法・認知行動療法 |
| 8 | M | 53 | 高血圧 | 自律訓練法 |
| 9 | F | 32 | 自律神経失調症 | 自律訓練法 |
| 10 | M | 20 | 自律神経失調症 | 自律訓練法 |
| 11 | F | 33 | 自律神経失調症 | 自律訓練法 |
| 12 | M | 52 | 自律神経失調症・アルコール依存 | 自律訓練法 |
| 13 | F | 31 | 神経性大食症 | |
| 14 | F | 18 | 神経性大食症 | 認知行動療法 |
| 15 | F | 32 | 過食ぎみ・アトピー性皮膚炎 | 認知行動療法 |
| 16 | F | 73 | 体重オーバー | 体重コントロールプログラム |
| 17 | F | 49 | 体重オーバー | 体重コントロールプログラム |
| 18 | M | 63 | 不眠 | 自律訓練法・認知療法 |
| 19 | M | 61 | 不眠 | 自律訓練法 |
| 20 | F | 25 | 社会恐怖 | スキルトレーニング・認知行動療法 |
| 21 | F | 25 | 社会恐怖 | スキルトレーニング・認知行動療法 |
| 22 | F | 18 | 社会恐怖 | スキルトレーニング |
| 23 | F | 21 | 対人的な不安 | カウンセリング |
| 24 | M | 50 | パニック障害・空間恐怖 | 認知行動療法 |
| 25 | F | 40 | パニック障害・空間恐怖 | |
| 26 | F | 38 | パニック障害・空間恐怖 | 認知行動療法 |
| 27 | F | 21 | 空間恐怖 | 認知行動療法（思考中断法） |
| 28 | F | 42 | 空間恐怖 | 自律訓練法・認知行動療法 |
| 29 | F | 41 | 空間恐怖 | 認知行動療法 |
| 30 | F | 25 | 空間恐怖 | 認知行動療法 |
| 31 | F | 33 | 全般性不安障害 | 行動的セルフコントロール療法 |
| 32 | F | 53 | 全般性不安障害の疑い | |
| 33 | F | 35 | 強迫性障害・神経性胃炎 | |
| 34 | M | 34 | うつ状態 | 認知行動療法 |
| 35 | M | 41 | うつ状態 | 認知行動療法 |
| 36 | M | 62 | うつ状態・不眠 | 自律訓練法 |
| 37 | F | 32 | うつ病 | 認知療法 |
| 38 | F | 39 | 適応障害 | 認知療法 |
| 39 | F | 49 | 適応障害 | 認知行動療法 |
| 40 | F | 64 | 適応障害・筋緊張性頭痛 | 自律訓練法 |
| 41 | F | 27 | 適応障害・アトピー性皮膚炎 | 問題解決訓練 |
| 42 | F | 48 | 情緒不安定 | 問題解決訓練 |
| 43 | F | 38 | 情緒不安定 | 自律訓練法 |
| 44 | F | 26 | 情緒不安定状態 | 認知行動療法 |
| 45 | F | 48 | 情緒不安定・うつ状態 | 認知行動療法 |
| 46 | F | 36 | 情緒不安定・うつ状態 | 認知行動療法 |
| 47 | F | 31 | 妄想性人格障害の疑い | |
| 48 | F | 23 | 境界性人格障害の疑い | |
| 49 | F | 29 | 悪夢・外傷性の解離症状 | EMDR |
| 50 | F | 29 | 異常体験・うつ状態 | |

しかしながら、特記すべき既往歴や合併症がないこと、患者にできれば降圧剤の服用を避けたいという希望があったことから認知行動療法に導入した。

診断…既往歴および血液検査において特記すべき点がないこと、夜間の仕事が多い個人タクシーの運転手という過激な労働状態にあることなどから、ライフスタイルの影響の大きい本態性高血圧症と診断した。

治療経過…初診時において聴取された患者の生活パターンは以下のようであった。毎日二十時に出車、明け方五時ころに営業を終了する。六時ころにガソリンスタンドが開くのを待って給油し、帰宅する。仕事中一時間程度の仮眠をとることが多い。若いころはあまり気にならなかったが、最近は長距離のお客が多いと疲れを感じることがある。帰宅後は、食事をしたあとに十一時ころまで睡眠をとる。起床後、二十分程度の速歩を習慣としている。午後は仮眠をとることもあるが、金額計算や書類作成などの事務作業をすることが多い。性格は几帳面で、なにごともきちんとしないと気がすまない。個人タクシーの組合の役員を務め、自分の営業以外にも雑用を頼まれることがよくあり、イライラすることも多いということであった。たばこは吸わず、アルコールは食事前に缶ビール一本程度であった。

以上の訴えから、心身の過緊張状態および高血圧が維持されている要因として、睡眠時間の不足、タクシーの運転手という緊張感の高い仕事内容などが考えられた。そこで、緊張感の緩和と自律神経系の調整を目的として、標準公式による自律訓練法を適用した。そして、訓練記録の記入と毎日時刻を決めて血圧を測定することの二つをホームワークとした。図1は、本症例の一週間毎の血圧平均値の推移を示したものである。

第二回〜第四回の面接では、自律訓練法の進め方、生活習慣と血圧変動との関係などに関する心理教育的介入を行った。患者は、自律訓練法を毎日欠かさず帰宅後一回、午後二回の計三回行っており、積極的に取り組んでいた。リラックス感は、訓練を始めて二週目ころから感じられるようになり、四週目では、「長距離の客が多い日でも少し体が楽になったような気がする」と報告している。しかしながら、訓練時の重温感についてはなかなか感じられないとの訴えがあった。その後も大きな進展がなく、第六回目の面接では、重温感がなかなか感じられないことや血圧に変化がみられないことに対して不安や焦りを訴えるようになった。また、「一日に何度も血圧を測る」、「訓練時に周囲の音が気になって耳栓をする」、「一回の訓練を三十分以上も行う」、「脳卒中が心配で脳ドックを受ける」などの心気的・強迫的行為がみられるようになった。

そこで自律訓練法の進め方について再度説明するとともに、第七回目の面接から、日常生活における問題点や訓練の前後によく浮かぶ考え方についての話し合いを行った。すると、行動的側面では、起床時間を早めてNHKの教育番組を見ていること、日中はほとんど休息を取らず、事務作業やある国家試験の試験勉強をしていることが明らかになった。認知的側面では、「今年こそ国家試験

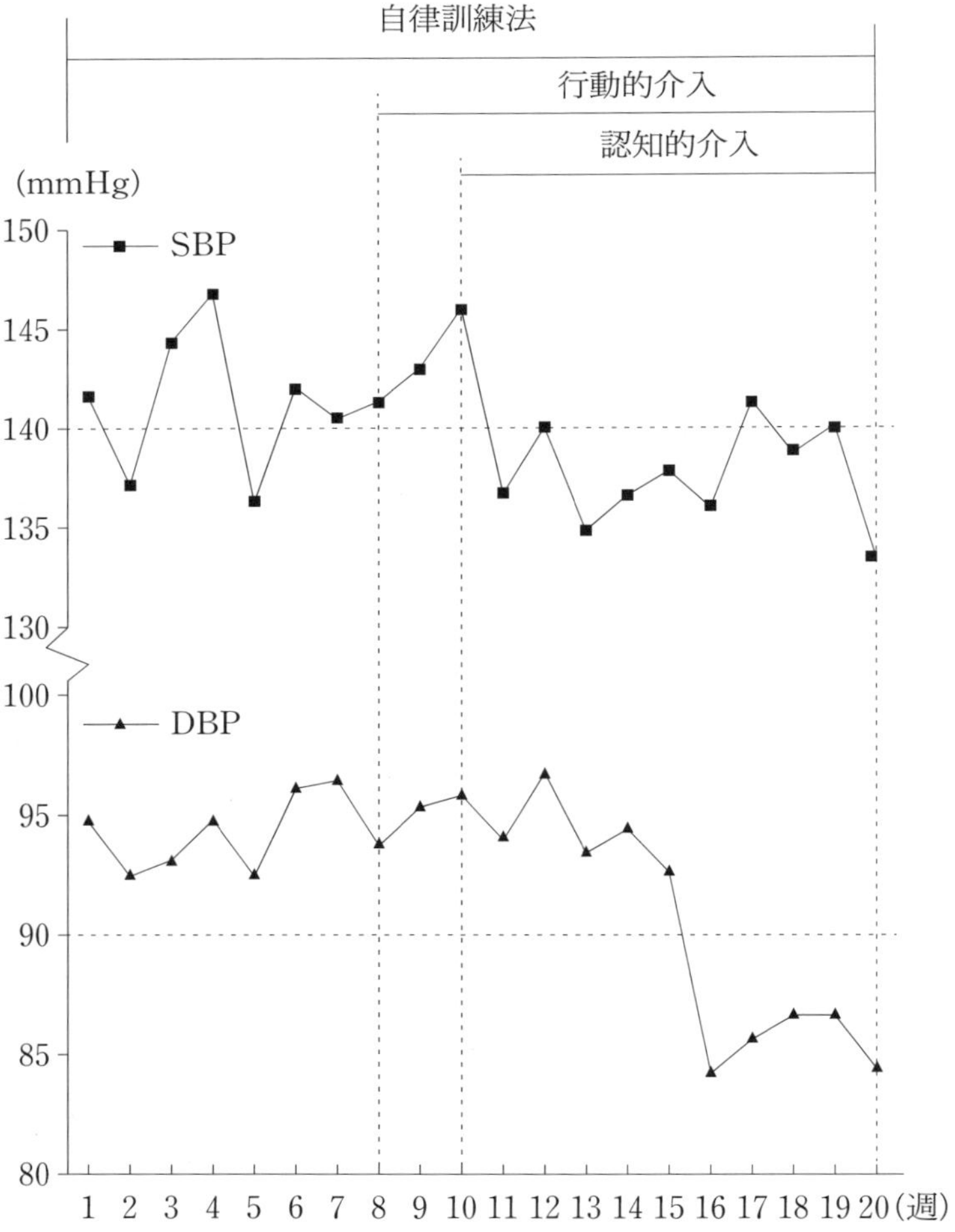


図1　治療経過に伴う1週間毎の血圧平均値の推移

に合格しなければならない」、「自律訓練法の効果が出ないのは、ほんとうはどこかに病気があるからだ」、「タクシー組合の仕事は断ることができない」などの考えがあることが明らかになった。そこで、行動的問題点に焦点をあて、①出車および帰宅時間を二時間早めて睡眠時間を増やすこと、②朝、寝床の中で自律訓練を行い、午前中はできるだけゆったり過ごすことを課題とした。

第九回の面接では、行動的な課題は比較的容易に実行でき、「血圧を何回も測定する」、「訓練時に耳栓をする」などの心気的・強迫的行為は減少していることが確認された。しかしながら、認知的な問題点については大きな変化がみられなかった。

そこで、第一〇回〜第一五回にかけて、日常生活や訓練の前後で浮かぶ考え方は妥当か、ほかの考え方はないかなどが面接の中で話し合われた。すると、このころから、収縮期血圧が一四〇㎜Hgを下回ることが多くなった。そして第一五回面接では、「朝自律訓練をしているうちに、また寝てしまうことが多くなった」、「NHKの教育番組を見逃しても、まあいいやと思えるようになった」、「自律訓練中とても気持ちよく、身体が深く沈む感じがある」などが報告された。

また、第一八〜第一九回ころになると血圧も安定して、一三〇〜一三五／八〇〜九〇㎜Hgを示すようになり、生活に関しても、「全般的に楽に過ごせるようになった、以前のような焦りはあまりない」などが報告されるようになった。そこで、第二〇回面接では今後も自律訓練法を継続することや健康的な生活習慣を身につけることを再度確認し、治療終結となった。

## 症例の考察

本症例は、どこの診療所でお会いしてもおかしくないような、普通の本態性高血圧症の患者さんです。この症例のように、クスリを飲みたくないという例は多いのですが、そういった場合には、高血圧の合併症の恐ろしさなどを繰り返し説明して、クスリを飲むように説得するのが一般的であろうと思います。しかし、今回は初診時にお話をお聞きする中から、慢性の緊張状態の関与が疑われたため、心理カウンセリングに導入し、結果的にはそれが奏効したわけです。ここで、本例がいわゆる「白衣高血圧症」ではなかったことにも留意する必要があると思います。現病歴あるいは図1からも明らかなように、本症例の血圧は、医療環境下のみならず自宅でも一貫して高血圧域に入っていました。それが、自律訓練法、行動的介入、認知的介入といった一連の非薬物療法によって完全に正常域にまで低下したのは、実は特筆に価することであると思います。

この例がもしかするとそうなったであろうように、プライマリーケアの領域では、患者さん本来のニーズや希望が十分にくまれることなく、一般的に推奨される治療法に導入されてしまう症例がかなり多いのではないかと思われます。そこで、心療内科的な観点が持てれば、患者さんの希望に添えるだけでなく、余分なクスリを使うこともなく、また治療期間の短縮化や医療費の削減にも貢献できる可能性があるといえるでしょう。

## おわりに

以上、本稿では、プライマリーケアの中で心身医療をどう展開するかという点について、筆者の経験をもとに論じてきました。そして、読者の皆さんには、一般内科の外来でも思いのほか「心療内科的な」患者さんが多いということと、「内科的な」患者さんの中にも心療内科的なアプローチがとても役立つ方がいるということがご理解いただけたのではないかと思います。筆者のごく限られた経験でもこのようなことがあるわけですから、プライマリーケアの領域で、今後心身医療が果たすべき役割が非常に大きく、また実り多いことは間違いないといえるでしょう。

（東京大学医学部附属病院心療内科／足立医療生活協同組合綾瀬駅前診療所・熊野宏昭）
（広島大学大学院教育学研究科附属心理臨床教育研究センター・鈴木伸一）
（北海道医療大学大学院看護福祉学研究科・大塚明子）

# 心療内科における研究

## はじめに

心療内科領域の研究に関してですが、心療内科独自の研究方法というものは存在しません。心療内科という領域が、心と身体の接点を扱うという境界領域であることとも関連して、研究方法も生物学的な基礎研究から臨床的な心理学的研究まで幅広く行われています。ただし、すべてが科学的に行われているかというと、必ずしもそうとはいえないのが現状です。医学は科学か、という議論はここでは行いませんが、客観性、再現性、普遍性（これらは科学に必要とされる要素）を持たない研究では、ほかの研究者ならびに治療者が参考にできないと思われますので、そのような研究の意義は減じてしまうでしょう。そういう点からも、科学的に行われる必要があると思われます。

本章では、まず、一般的な医学研究の分類を紹介し、その後一九九八年日本心身医学会総会の演題を概観することによって、近年の心療内科領域における研究の動向を紹介したいと思います。また、最後に近年医学領域で話題となっているEvidence-Based Medicineについて紹介し、どのような研究が求められているのか、研究論文を読むときにどのような点に着目すべきなのか、というこ

表1　研究デザインによる分類

| |
|---|
| (一)　観察的研究 |
| 　①　症例報告 |
| 　②　患者調査・症例集積研究 |
| 　③　横断研究 |
| 　④　縦断研究 |
| (二)　実験（介入）的研究：研究担当者が介入する方法 |
| 　・動物実験 |
| 　・臨床試験 |
| 　　比較対照試験　非無作為化　クロスオーバー法 |
| 　　パラレル試験　逐次試験　外部対照試験 |
| 　　無作為化　自己対照試験　無作為化比較対照試験 |
| 　・疫学的介入試験 |
| (三)　質問紙の開発 |

（文献1より一部改変引用）

とを紹介したいと思います。

## 研究のデザインによる分類(1)

研究のデザインによる分類には、表1に示したようなものがあります。以下に主なものの説明を行います。

(一)観察的研究

①症例報告

稀な疾患、稀な経過の少数症例について詳細な観察結果を示す研究方法。

②患者調査・症例集積研究

ある疾病を持つ患者集団の状況を検討する研究方法。

③横断研究

観察集団において、ある時点での疾病の有無と要因との関連を記述するもので、既存資料を利用する場合と調査を行って資料を作成する場合とがあります。

・ケースコントロール研究

ある疾患について、過去の症例報告・横断研究などの結果から危険因子候補を限定し、交絡要因(研究対象となっている因子以外で、研究対象となっている因子や結果に影響を与える要因のこと、性・年齢など)をマッチング(ケースコントロール研究において交絡因子の影響を小さくする手法。対応マッチングは、個々のケースについて、コントロールから同じ交絡因子をもつ個体を選択して組として解析を行う手法。マッチングを行うことにより、真の関連が存在するならば結果を鋭敏に示すことが可能である。しかし、逆に因果に関連する因子でマッチングしてしまうと、真の因果関係が隠れてしまう場合がある＜over matching＞)したケースとコントロールについて、危険因子候補と疾患の関連、因果関係を研究する方法です。

④縦断研究

・コホート研究

なんらかの共通要因（患者群、職業、暴露要因など）を持った集団を追跡し、イベント（死亡、疾病、治癒など）の発生を観察し、イベントと要因の関連を明らかにしようとする研究方法です。

・コホート内ケースコントロール研究

コホート研究を実施中にあるイベントを発生した者をケースとし、発生しないものをコントロールとして行う研究方法です。

㈡実験（介入）的研究

研究担当者が、人や動物に対して、なんらかの操作（薬物の投与や治療など）を行う方法です。臨床的な介入研究の中で、中心となるのが次に示す無作為化比較対照試験です。

・無作為化比較対照試験

一般的に研究は、ある母集団を想定し、その母集団を代表する一部のものとして標本を抽出して研究の対象とします。そこで、標本の代表性という点から無作為抽出が必要となってきます。また、ある操作を加えた群と加えない群の比較を試みる場合には、操作を加えたか否かという点を除けば等しい特性を持つ集団でなければ、結果として違いが認められても、その違いが操作の有無によるものか否かの判断がつきません。つまり、前述した交絡要因を取り除くために、対象をどちらの群に割りつけるかという点も無作為化（無作為割付。介入研究の対象者を偏りなく何群かに割りつける手法。方法としては、乱数表利用やコンピューターで発生させた乱数を利用する方法がある。無作為化を行うことにより、治療や介入以外の条件を均質にすることができる）が必要となってくるのです。ただし、実際の人間への治療の場合には、倫理的な問題もあり、治療を行う群と行わない群とに割りつける以外に、対照群として標準的な治療を行う場合もありますので、対照群が必ずしも無治療である必要はありません。

**㈢質問紙の開発**

新たに質問紙を作成する場合には、独自の研究方法があり、質問紙の信頼性（偶然誤差＜確率的に起こる誤差で、方向性のないもの＞の尺度で誤差が小さいほど信頼性が高い）および妥当性（系統誤差＜偏り、バイアス＞の尺度で、誤差が小さいほど妥当性が高い）の検討が必要となります。つまり、思いつきで質問項目を作成し、それをアンケート調査のような形で用いても、信頼性および妥当性の検討がなされていない場合には、学問的な意義はほとんどないといってもよいでしょう。

## 研究方法による分類

次に、心療内科領域で行われている研究の方法を紹介します。

**行動科学（行動医学）的研究**

心理学、精神医学、社会学、疫学、人類学、健康経済学、生物統計学、身体医学などの諸科学の連携のもとに、体系的・総合的に究明していこうとする方法で、比較的新しい研究方法です。心身

表２　女性におけるバセドウ病とストレスとの関連

| 変　数 | オッズ比 | 変　数 | オッズ比 |
|---|---|---|---|
| ライフイベント得点 | | 飲酒 | |
| ＜30 | 1.0 | 飲まない | 1.0 |
| ＜60 | 1.5 | 飲む | 0.3 |
| ＜90 | 3.3 | ストレス対処 | |
| ＜120 | 2.4 | 問題中心型 | |
| ＜150 | 6.7 | 低得点 | 1.0 |
| ＜180 | 7.5 | 高得点 | 0.4 |
| ≧180 | 7.7 | 感情中心型 | |
| 日常生活のストレス | | 低得点 | 1.0 |
| 低得点 | 1.0 | 高得点 | 0.6 |
| 高得点 | 0.7 | 時間中心型 | |
| 喫煙 | | 低得点 | 1.0 |
| 吸わない | 1.0 | 高得点 | 1.5 |
| 1-10 | 3.7 | 社会的支持 | |
| 11-20 | 3.5 | 低得点 | 1.0 |
| 21-40 | 5.1 | 高得点 | 1.0 |

（Yoshiuchi K, et al., 1998. より一部改変）

医学の分野では、心理社会的な要因と身体疾患の関連を扱うことが主となるため、人間を対象とした研究では、科学的に研究を行うためには、次項の機能画像による研究とともに、今後行動科学的な方法が重要となっていくと考えられます。

行動科学的な研究の一例として、著者らが行った「バセドウ病の発症とストレスとの関連」に関する研究を紹介したいと思います。バセドウ病の女性患者に関して、バセドウ病診断前一年間に起こったストレスフルな生活上のできごとが、年齢・性別をマッチングさせた健常者と比較して有意に大きかったというものです。ストレス反応に影響するといわれている社会的支持やストレス対処能力などを多変量解析（複数の交絡因子の影響を同時に調整し、注目する結果の関連性とその強さを調べる解析手法）である多重ロジスティック解析でコントロールしても、生活上の大きなできごとが影響を持っていました。表2の見方としては、オッズ比というのは相対危険度の近似値で、その要因を持っていると何倍くらい疾患になりやすいか、という指標です。また、多変量解析により、ある要因の独立した影響力を調べることができます。たとえば、ストレスと喫煙を同時に解析に組み込むとストレスの影響を取り除いた喫煙独自の影響力（つまり、ストレスによって増えた喫煙の分が取り除かれる）が評価できます。

**機能画像**

近年装置の開発が進み、今後応用が期待される分野です。ＳＰＥＣＴ（single photon emission computed tomography）、ＰＥＴ(positron emission tomography)、ＭＥＧ(magnetoencephalography)、ｆＭＲＩ（functional magnetic resonance imaging）などがあります。現時点では、心療内科領域で十分活用されているとはいえませんが、後述するように、一九九八年の日本心身医学会総会でも発表がいくつかありました。摂食障害患者における脳血流をＳＰＥＣＴで調べた研究、緊張と脳血流をＰＥＴで調べた研究、光フィードバック療法（二八三頁参照）時の脳内活動電源をＭＥＧで調べた研究などでした。

表3　1998年心身医学会総会発表演題一覧

| 演題分類 | 演題数 | 演題分類 | 演題数 |
|---|---|---|---|
| 摂食障害 | 45 | 免疫・画像 | 7 |
| 内分泌 | 18 | 口腔外科・その他 | 6 |
| 消化器 | 17 | 循環器・めまい | 6 |
| メンタルヘルス | 14 | 心因性疾患・その他 | 6 |
| 治療 | 13 | 腎疾患・その他 | 6 |
| 呼吸器 | 12 | 婦人科・他 | 6 |
| 小児・思春期 | 12 | 不定愁訴・他 | 6 |
| リエゾン | 12 | アトピー性皮膚炎 | 5 |
| ストレス・対処行動 | 11 | 職場のメンタルヘルス | 5 |
| ターミナルケア | 10 | 精神疾患 | 5 |
| 基礎研究 | 7 | 生理・生化学 | 5 |
| チーム医療 | 7 | 臨床心理 | 5 |
| パニック障害・疼痛 | 7 | | |

注：演題分類はプログラムの分類による

**精神神経免疫内分泌学的研究**

心身症や心理面と免疫系、内分泌系などの物質との関連を調べる研究で、人を対象にした研究と動物（マウス、ラット）を用いた研究があります。これまで、ストレスによって免疫力が低下するという報告が多数あります。

**臨床観察**

精神分析的研究や症例報告などが該当します。仮説を生み出すもととなるという点で意義があると思われます。よって、その後、その仮説を検証していく研究が求められます。

## 一九九八年心身医学会総会における演題総括

一九九八年日本心身医学会総会における全演題（シンポジウムなどは除く）を概観することに

より、近年の日本国内における研究の動向を紹介したいと思います。表3に示すように、ほとんどの演題発表は人を対象としたもので、動物を使った基礎研究は少ないことがわかります。全演題中、症例報告は約四分の一を占めていました。表3の分類は、一九九八年日本心身医学会総会のプログラムに従ってつけたものですが、摂食障害関連が四五題ともっとも多くみられました。以下に各分類のうち、主なものの内容を紹介したいと思います。

**摂食障害**

脳波による事象関連電位、レプチンなどの生物学的研究から、家族・母子関係などの心理学的研究、認知行動療法などの治療に関する報告まで幅広い分野にまたがった研究がみられました。ただし、治療に関しては、前述の無作為化比較対照試験を行ったものはありませんでした。

**内分泌関連**

ほとんどが糖尿病に関する研究でした。

**消化器関連**

過敏性腸症候群に代表される機能性の消化管疾患の生理学的研究が多く、あとは潰瘍性大腸炎の心理学的研究がみられました。

**呼吸器関連**

半分が喘息に関するもので、残りは慢性閉塞性呼吸器疾患、過換気症候群に関するものでした。内容は、心理学的研究がほとんどでした。

**循環器関連**

頻脈、白衣高血圧に関する研究でした。

**腎疾患関連**

維持透析患者の心理状態に関する研究でした。

**治療関係**

治療に関する発表も多く認められますが、ほとんどすべての発表が症例報告かそれに準じるものでした。その中で、対照群をおいた比較は糖尿病患者に対する気功治療だけでした。治療に関して、単なる症例報告では治療の有効性は明らかにできませんが、その点については次項のEvidence-

Based Medicine で述べたいと思います。

## Evidence-Based Medicine[1,2]（以下ＥＢＭ）

### ＥＢＭとは？

臨床場面において、さまざまな患者が治療に訪れる中で、その患者にもっとも適切な医療を行うことは困難です。これまで、ともすると経験というアートの面が重要視されてきた感がありますが、それとは対照的に、あやふやな経験や直感に頼らず、科学的な根拠にもとづいて最適な医療・治療を選択し、実践するための方法論がＥＢＭです。ＥＢＭは、一九九三年、カナダのマクスター大学の Sackett DL、Haynes RB、Guyatt GH、Tugwell P らを中心とする Evidence-Based Medicine Working Group が作られ、そこから発展してきました。evidence については強弱があり、無作為化比較試験（Randomized Controlled Trial、以下ＲＣＴ）とそれらを総合的にみるメタアナリシス（meta-analysis）がもっとも強い evidence とされています。

### なぜＥＢＭか？

臨床医学では治療効果の判定が必要となりますが、治療効果には見せかけの効果もいくつか含まれていますので、真の治療効果か否かを見極める必要があります。たとえば、自然経過による改善、プラシーボ効果（偽薬効果…外見は治療薬と同じだが、治療効果のないものを使用しても心理的影響で出る効果）、ホーソン効果（特別な注意が払われていると感じた場合に生じる心理的効果）などがあり、治療効果を判断する場合にはこれらを除いて真の効果を判断しなければなりません。つまり、ただある治療法を用いて患者がよくなったというだけの研究では、前述の見せかけの治療効果が取り除かれていませんので、おのずと研究の妥当性も限界ができてくるのです。また、治療の有効性には、内部有効性と外部有効性の二種類があります。内部有効性とは、調査結果そのものの有効性です。外部有効性とは、調査結果の普遍性、一般性で、自分の患者に適応可能か否かということです。

## ＥＢＭの特徴

ＥＢＭを行うためには、次の四つのプロセスがあるといわれています。①患者についての疑問の定式化、②疑問についての情報収集、③収集した情報の批判的吟味、④情報の患者への適用、です。①に関しては、疑問の定式化のために、Patient（どんな患者に）、Exposure（なにをすると）、Outcome（どうなるか）の三つの要素が必要といわれています。また、②とも関連しますが、臨床上の疑問のカテゴリーには、疾患頻度、予防・治療、予後、診断、因果関係・リスク・副作用、コストなどが考えられます。さらに、③とも関連しますが、治療の論文を批判的に吟味するために、無作為割付が行われているか、解析時に無作為化が守られているか、情報の独立した評価がなされているか、患者背景がよくそろっているか、ほかの治療は等しく行われているかという点を中心にチェックを行うことが重要です。

**資料の検索方法**

ＥＢＭを行うためには、情報を収集する必要があるわけですが、現時点では、以下のような方法で検索を行うのがよいでしょう。

①図書館（MEDLINE）、医学中央雑誌などの電子化されたデータベースの利用。

②インターネット（注…具体的なhttpアドレスに関しては、変わることも珍しくありませんので、サーチエンジンで調べていただきたいと思います）。

・サーチエンジンの利用

Yahoo Japan：http://www.yahoo.co.jp/

Infoseek：　http://www.infoseek.co.jp/

Goo：　http://www.goo.ne.jp/

・医療関連主要機関、医療関連リンク集

大学医療情報ネットワーク http://www.umin.ac.jp/ など

・MEDLINE、医学雑誌のＷＥＢページ

・ACP Journal Club
・Cochrane Library

情報が必要になった場合には、前述のような方法で検索を行うのがよいと思われますが、心身医学関連の学術誌に定期的に目を通しておくのも、研究の動向を知るうえで大切だと思われます。以下に、心身医学関連の学術誌のリストを掲げておきます。

・Psychosomatic Medicine
・Journal of Psychosomatic Research
・Psychotherapy and Psychosomatics
・Psychosomatics
・International Journal of Eating Disorders
・Journal of Behavior Medicine
・General Hospital Psychiatry
・心身医学
・心療内科

また、これらの雑誌に加えて、精神科関連の雑誌にも心療内科領域の研究が掲載されることもあります。

最後に、メンタルヘルス関連の研究の中で、ＥＢＭに値するものを集めた雑誌「Evidence-Based Mental Health」の採択基準を次に掲げておきます。

㈠基本的な基準
・原著か総説。
・英語で書かれたもの。
・人間に関するもの。
・メンタルヘルス分野において臨床家が実践するときに重要な話題について書かれたもの。
㈡予防あるいは治療に関する研究は以下の基準を満たすこと
・無作為割付を行っていること。
・参加者の八〇パーセント以上が観察されていること。
・結果の変数が臨床的に重要とされているもの。
・解析が研究デザインに適切なもの。
㈢診断に関する研究は以下の基準を満たすこと
・グループのわけ方が明確で、少なくとも一つのグループは対象となる障害を持っていないこと。

・テストの結果を知ることなく標準的な診断を行っていること。
・標準的な診断の結果を知ることなくテストの解釈を行っていること。
・自覚的に解釈される診断基準の再現性が記述されているよりも標準的な診断基準（DSM-ⅣやICD10など）を用いるほうが好ましい。
・解析が研究デザインに適切なもの。

㈣因果関係に関する研究は以下の基準を満たすこと
・比較を行うグループわけは明瞭に規定されていること。
・結果を判定する者は、危険因子の暴露に関してはマスクされていること（結果が客観的なものである場合には、基準が満たされているとする）。ケースコントロールスタディでは、危険因子の暴露を観察する者は結果に関してマスクされていることと、それ以外の研究デザインでは、危険因子の暴露に関して対象がマスクされていること。
・解析が研究デザインに適切なもの。

㈤予後に関する研究は以下の基準を満たすこと
・観察開始時点では、すべての対象者が、対象となる結果の状態にはなっていないこと。
・少なくとも八〇パーセント以上の患者が、最終点まで観察されていること。
・解析が研究デザインに適切なもの。

㈥原因に関する研究は以下の基準を満たすこと
・グループわけが明確にさていること。
・観察者は結果を知らないこと（客観的な結果を用いている場合には、この基準を満たすと考えられる）。
・解析が研究デザインに適切なもの。
㈦質の改善に関する研究および教育の継続に関する研究は以下の基準を満たすこと
・無作為割付を行っていること。
・少なくとも八〇パーセント以上の対象を観察できていること。
・結果の変数が臨床的に重要とされているもの。
・解析が研究デザインに適切なもの。

## おわりに

以上、現時点での心療内科領域の研究について大まかに紹介しました。心療内科領域において、概念的には常識でも、科学的な研究で実証されていることはまだまだ少ないのが現状です。特に、心身症は、心理社会的要因という人間の比較的高次機能と関連する病態ですので、メカニズムや治療については人間において確認される必要があると思われます。ただ、従来はこの部分に切り込むツールが十分でなかったという面があったと思われますが、近年の画像技術、統計学的方法の進歩、脳内物質・免疫学などに関する知見の発展などにより、今後研究が発展していく分野であると思われます。また、本章では述べませんでしたが、コンピューター技術の発展などにより、シミュレーションによる研究も出現してくる可能性もあると思われます。興味を持たれた学生の方、医療関係の方は、是非この分野に参加して心身医学の発展のためにがんばっていただきたいと思います。

（東京大学医学部附属病院心療内科・吉内一浩）

# 脳に働きかける治療

## システム論による心身医学のとらえ方

### 心身相関マトリックス[1]

心と身体の関係をどのようにとらえるかということは、心身医学の研究者にとってもっとも大きな問題です。そのため現在までに心身相関、心身一如といった概念や、システム論的な立場から、エンゲルの生物・心理・社会モデル、池見酉次郎の生物・心理・社会・生命倫理（生態学）モデル、石川中のサイバネーション理論などいくつかのモデルが提出されてきました。本稿ではまず、これらの一見異質にみえる複数の概念やモデルを、著者の考案した「心身相関マトリックス」にもとづいて整理したうえで、心身医学的な観点についての見通しをよくしたいと思います。

心身相関マトリックス（図1）は、基本的に、生命関係論（著者の理解では関係論的システム理論の一つに位置づけられます）を提唱した清水博の三階層モデルにもとづいて構成されたものです。[2] 三階層モデルとは、たとえば視覚情報処理システムのように、外界からの入力信号に依存し、かつその生体が有する一定の法則性に適合するように内部の自己組織性を変化させ、その結果としてイメー

【自　然　環　境】

| 〔身体〕 | 〔情報体〕 | 〔心〕 | |
|---|---|---|---|
| 遺伝子 | 動機 | 人格 | 〔上層〕 |
| 器官 | 免疫系<br>内分泌系<br>神経系<br>筋骨格系 | 感情 | 〔中層〕 |
| 生理現象 | 行動 | 認知 | 〔下層〕 |

【社　会　環　境】

図１　心身相関マトリックス

ジの認識が可能になるといった自律分散制御システムを考えた場合、必然的に少なくとも三つの情報的な階層が必要になるという仮説です。その三つとは、外界からの入力信号を表現し、イメージの素材を提供する階層、内部の法則性を表現し、イメージを自己組織するための拘束条件を提供する階層、そしてその両者を統合し、実際にイメージの生成を行う場となる階層です。そしてこのモデルは、視覚的情報処理に限らず、分析的な情報処理とは異なる生物的情報処理のモデルとして、生物が持つ種々の機能を理解する際の枠組みになると考えられています。

以上を踏まえたうえで、以下のように、心身相関マトリックスは作成されました。①人間を身体、心、そのあいだにあって両者の影響を受けながら存在している情報体の三者より成り立つ存在としてとらえます。②それぞれに三階層モデルを適用して三つの階層にわけます。③三行×三列で九個の領域にわかれる図式ができますが、横の三行により構成される各階層を、図式の上下に従がってそれぞれ上層、中層、下層と名づけます。

上層は三つの階層の中ではもっとも変化がゆっくりしているという点で、清水博のモデルの第三階層と同様に拘束条件を提供することができます。またこの階層はヒトという種（動物としての人間）にとっての自然環境に対してインターフェイス（環境とのあいだで物質、エネルギー、情報のやり取りを行う接触面）を持っており、自然との相互作用の中で徐々に変化していると考えられます。一方、下層は社会環境に対してインターフェイスを持っており、変化してやまない情報が入力してくるという点で、清水博のモデルの第一階層に相当しています。そして中層は上層から拘束条件を与えられ、下層から外来情報を受け取ることによりその個人にとってもっとも適切な情報を生成する部位と考えることができます。

そしてこのモデルによって、狭義の心身医学、広義の心身医学両者の位置づけを明らかにできます。狭義の心身医学とは、心身をわけないでみていこうとする医学を意味しますが、それにはどうも心身の相関を調べていこうとする方向性と、仏教などでいうところの心身一如の立場からアプローチする方向性の二つがあるようです。前者を心身相関医学、後者を心身一如医学と名づけると、このマトリックスの中ではそれぞれ中層、情報体を扱うものであると考えられるでしょう。

それに対して、広義の心身医学とは全体医学を指向する学際的領域を意味し、その内容を端的に示すものが、生物・心理・社会・生命倫理（生態学）モデルであると考えられます。これを心身相関マトリックスで表現すると周囲の四領域を扱うものになります。すなわち、生物↓身体、心理↓心、社会↓下層、生命倫理↓上層、という具合です。そこで、さらにこの図のうえで狭義、広義両者の関係をみてみると、両者は図と地の関係になっていることも理解できます。つまり、狭義のほうに目を向けているときには広義のほうは背景に退いてみることができなくなってしまい、広義のほうに目を向けると逆の事情になるわけです。

今回はページ数の関係で説明できませんが、以前考察したように、このモデルはサイバネーション理論をも包含することができ、これで上記の心身相関、心身一如、身体・心理・社会・生命倫理モデル、サイバネーション理論のすべてがこのモデルの中に位置づけられたことになります。

したがって「心身相関マトリックス」は定性的モデルではありますが、広範囲にわたる心身医学の臨床、研究に座標軸を与えることができると考えられます。そこでここでは本稿のテーマに入るに先立って、心身相関マトリックスを利用して、数多くの心身医学的な治療法の位置づけを整理してみたいと思います。

## 心身相関マトリックスによる心身医学的治療法の理解

心身医学的治療法は、従来から、心から身体へ働きかける治療法と、身体から心へ働きかける治療法の二つのグループにわけて説明されることが多く、それぞれ精神分析や交流分析などの精神療法全般、自律訓練法や瞑想法さらには行動療法などが代表的なものとされてきました。これらを心身相関マトリックスに位置づけてみると、まず精神療法全般は、認知や感情に働きかけることによって器官やその働きの現れである生理現象にまで影響をおよぼそうとする心身相関医学的な方法であると考えられます。それに対して、後者のグループは、なんらかの意味で行動を操作することにより、筋骨格系、神経系、内分泌系、免疫系などを調整し、その結果として心身両面に治療的な影響をおよぼそうとする心身一如医学的な方法であると考えられるでしょう。

さて、ここで心身相関マトリックスの九つのサブシステムのアウトプット（状態を表現する変数）とインプット(働きかけ、介入を表す変数）について考えてみましょう。その両者が治療関係を含む対人的な文脈ではっきりととらえられるのは、上記の説明からも理解されるように、社会環境とのインターフェイスを持つ下層に属するサブシステムになります。したがって、それらのサブシステムに対してどのような治療的介入をすればよいかは、比較的明確にしやすいと考えられます。それに対して中層と上層に関しては、アウトプットはとらえられるものの心身医学的治療によって直接働きかける方法は、これまではかなり限られていたと考えられます。向精神薬療法などがその例といえるでしょう。

ところが、近年脳のアウトプットをインプットに切り替えて、効果的に心身の治療的変化をもたらすような非薬物的治療法が登場してきているのです。その概説を行うことが本稿の以下のテーマになります。

## 脳に働きかける治療――光フィードバック

光フィードバック（以下ＰＦＢ）は、「α波（八～一三Hzの脳波）の増強が心身のリラクセーションを引き起こす」という仮説にもとづいて考案された方法です[3]。患者さんは目を閉じたままで明滅する光のほうをなにげなく眺めているだけでよく、意識的な努力をほとんど必要としない非常に負担の少ない方法なのですが、うつ状態や不眠症などをはじめとして、さまざまな心身症、神経症などに効果を示すことが明らかになってきています。

ＰＦＢは、大脳の活動を反映するマクロな変数（アウトプット）である脳波を直接操作する（インプットにする）ことによって、心身の広範な領域に望ましい変化を引き起こそうとしている方法といえるでしょう。

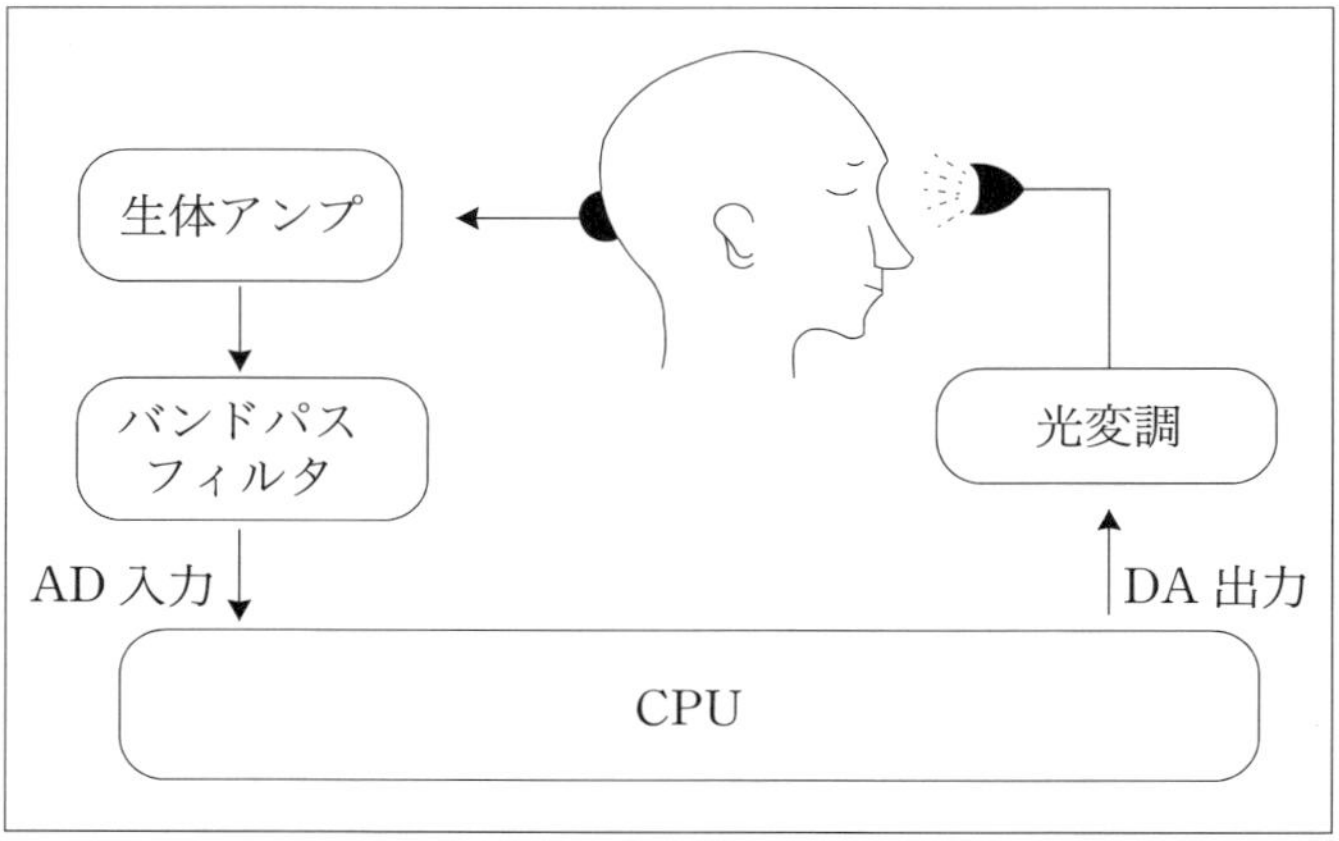


図２　光フィールドバックのブロック図

## 治療法の概略

本法はＰＦＢ装置（パイオニア社製）を用いて行いますが、この装置は本人の脳波から作り出された光信号によって光駆動反応（脳波が光信号に同調して増強する反応）を引き起こし、本人の意識的努力なしにα波の自然な増強をもたらします。

ＰＦＢ装置のブロック図を図２に示します。まず本人の脳波を検出し、バンドパスフィルターでα波成分を抽出します。そしてその周波数と振幅に合わせて赤色発光ダイオード光の明るさを調整し、それをリアルタイムで閉眼眼前にフィードバックします。その結果光駆動反応が引き起こされ、本人のα波の周波数と振幅のゆらぎを保持したままのα波を効果的に増強できるのです。つまり、機械の助けを借りて正のフィードバックループを作り出すことにより、自分の脳波で自分のα波を強めることができるようになるというわけです。

治療スケジュールは治療時間十五～三十分（最初の三～六分は閉眼安静、その後光刺激を加えます）で、一週間隔くらいで繰り返し治療していきます。あるいは入院を利用して集中的に治療することも可能であり、その場合は午前、午後一回ずつ実施することができます。

治療のようすを具体的に説明すると以下のようになります。本法は外界の騒音をできるだけ遮断した薄明かりの部屋で、安楽椅子やベッド上に臥位になって行います。まず患者さんに脳波および自律神経系の指標をモニターするための電極を装着します。脳波は耳たぶ（A1またはA2）を基準電極、前頭部（FpzまたはFp2）をアースとした、後頭部（Oz）あるいは前頭部（Fp1）からの単極導出を用います。電極を装着し終わったら治療が終わるまで目を閉じてなるべく寝ないように、光は目を閉じたままなんとなく眺めているくらいの気持ちでいるように説明したうえで治療を始めます。設定した時間が経過して光が消えたら電極を外し、内省報告を得て治療は終了とします。また自律訓練法で行うような消去の動作は必要ありません。

## 治療例のまとめ(4)

これまでの治療例の集計を改善度とともに表1に示しましたが、そこでわかるように、ＰＦＢはさまざまな心身症、神経症、うつ病などに対してケースバイケースの効果を示しています。そこで

表1　光フィードバックの治療例のまとめ

| No. | 改善度 | 診断名 | 年齢 | 性別 | 罹病期間（月） | 治療回数 | 入院 |
|---|---|---|---|---|---|---|---|
| 1 | 著明 | 不眠症・単極性うつ病 | 58 | M | 36 | 6 | − |
| 2 | | 乗物恐怖・不眠症 | 25 | M | 30 | 14 | ＋ |
| 3 | | 心臓神経症・外出恐怖 | 39 | F | 11 | 8 | − |
| 4 | 中等度 | 抑うつ神経症 | 37 | M | 14 | 36 | ＋ |
| 5 | | 抑うつ神経症・睡眠障害 | 61 | M | 60 | 29 | − |
| 6 | | 不眠症・単極性うつ病 | 50 | F | 75 | 15 | − |
| 7 | | 不眠症 | 56 | F | 13 | 20 | − |
| 8 | | 過敏性腸症候群・乗物恐怖 | 39 | M | 97 | 34 | − |
| 9 | | 自律神経失調症・外出恐怖 | 36 | F | 43 | 14 | − |
| 10 | | 慢性疼痛 | 27 | F | 37 | 23 | − |
| 11 | | 痙性斜頸 | 26 | M | 5 | 8 | − |
| 12 | | 単極性うつ病・糖尿病 | 64 | F | 63 | 17 | ＋ |
| 13 | | 不安神経症・乗物恐怖 | 47 | M | 120 | 23 | ＋ |
| 14 | 軽度 | 抑うつ神経症 | 33 | M | 42 | 6 | − |
| 15 | | 抑うつ神経症・対人恐怖 | 20 | F | 92 | 4 | − |
| 16 | | 不眠症・抑うつ神経症 | 29 | F | 96 | 12 | − |
| 17 | | 睡眠障害・単極性うつ病 | 24 | M | 6 | 15 | − |
| 18 | | 不安神経症・外出恐怖 | 51 | F | 360 | 14 | ＋ |
| 19 | | 過食症 | 28 | F | 60 | 24 | ＋ |
| 20 | | 慢性胃炎・神経性嘔吐 | 25 | M | 83 | 19 | ＋ |
| 21 | | 円形脱毛症 | 32 | M | 26 | 12 | − |
| 22 | | 抑うつ神経症 | 24 | M | 17 | 22 | ＋ |
| 23 | | 不安神経症・乗物恐怖 | 48 | M | 33 | 23 | ＋ |
| 24 | | 痙性斜頸 | 43 | F | 76 | 18 | − |
| 25 | 不変 | 不眠症・単極性うつ病 | 45 | F | 15 | 14 | − |
| 26 | | 不眠症 | 59 | F | 84 | 6 | − |
| 27 | | 不眠症・メニエール病 | 54 | M | 192 | 10 | − |
| 28 | | 不眠症・潰瘍性大腸炎 | 57 | M | 144 | 5 | − |
| 29 | | 慢性疼痛 | 25 | F | 72 | 16 | − |

このデータを重判別分析により解析して、どのような要因が効果の有無に関係があるかを検討したところ、著明改善＋中等度改善群では罹病期間が短く、治療回数が多く、年齢が高い。軽度改善群では罹病期間が短く、治療回数が多く、年齢が低い。そして不変群では罹病期間が長く、治療回数が少ないといった特徴を持つことが明らかになりました。

すなわち、本法は履病期間が長い場合や、年齢が若い（発症が早くパーソナリティ要因の関与が大きいと考えられる）場合には効果が上がりにくいと考えられます。

副作用については表1の二九例中、治療後三日程度続く頭痛が出現し、治療を中断した例が一例ありました。禁忌については光駆動反応を利用する方法なので、てんかん（特に光過敏性てんかん）の既往がある方は避けるべきです。また慢性再発性頭痛（特に血管性頭痛）患者では、少なくとも頭痛が出ているときは避けたほうがよいでしょう。

## ＰＦＢと自律神経系

脳波の変化と心身への効果を媒介するものとして、大脳と同じ神経系に含まれる自律神経系が関与している可能性は大きいと考えられます。そこで中等度改善を示した抑うつ神経症の一例で、種々の自律神経系指標の経時的変化を検討してみました[5]（図3）。その結果、治療の最初は副交感神経系が優位だったのが治療の進行とともに交感神経系が優位になっていくという変化が認められまし

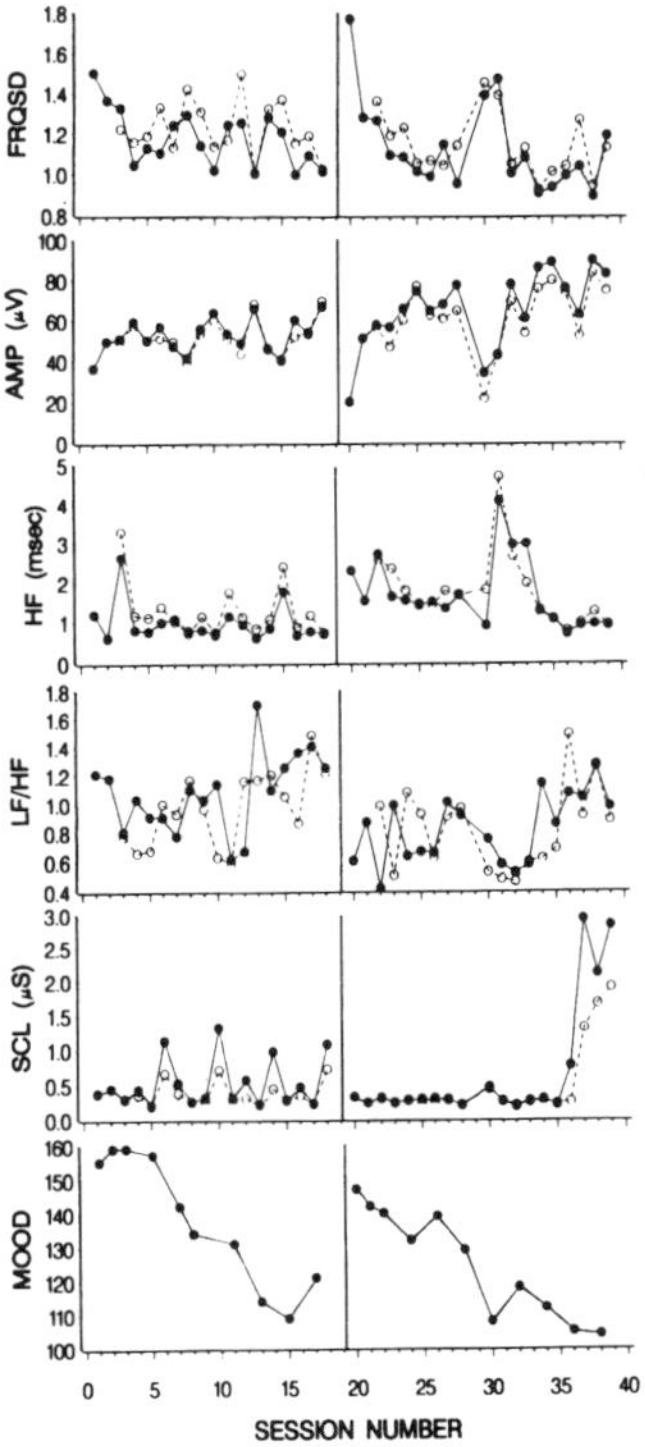


FRQSD（脳波の周波数の振幅による重みつき標準偏差）、AMP（脳波振幅）：脳波の指標であり、前者は小さいほど、後者は大きいほど $\alpha$ 波が増強されていることを示す。HF（心拍変動の高周波成分）、LF/HF（心拍変動の低周波成分と高周波成分の比）、SCL（皮膚電気伝導水準）：自律神経系の指標であり、HF は副交感神経系、LF/HF、SCL は交感神経系の活動レベルを反映する。MOOD（気分調査票）：気分の変化を測定する指標であり、得点が高いほど気分が不安定であることを表す。

図 3　抑うつ神経症症例の光フィードバックによる治療経過

た。以上の変化はうつ病の病態を考えた場合には治療的なものと考えられますが、ＰＦＢがリラクセーション（全身性の交感神経系の抑制と副交感神経系の賦活）を引き起こすという仮説とは相容れない結果になったわけです。

一方、著明改善を示した乗物恐怖の一例では、治療の進行とともに末梢皮膚温が上昇するなど交感神経系の抑制が認められ、リラクセーションに合致する変化を示しました。[6] これらの結果の解釈としては、同じα波の増強でも、（不安・緊張が強く）覚醒レベルが高い人に対してはそれを下げる方向に働き、（うつ状態で）覚醒レベルが下がっている人に対してはそれを高める方向に働くといった可能性が考えられます。もしそれが広くあてはまる事実であるとすれば、本法はリラクセーション法というよりは覚醒レベルを適正化する方法と考えたほうがよいのかもしれません。

### ＰＦＢと脳内伝達物質

ＰＦＢの持つ利点の一つは、被験者本人の意識的努力なしに脳波の変化を引き起こすことができるため、ほかのリラクセーション法の研究ではこれまで不可能だった動物モデルを作ることができるようになったことです。

それによって、ＰＦＢが生体にどのような変化を引き起こすのかを詳細に調べることができる可能性が生まれました。ここで一番興味深いのは、脳内にどのような変化が起こっているのかを明らかにすることです。牧野真理子らは、レセルピン投与により実験的に作成したうつ病モデルラットにＰＦＢを施行し、線状体および前視床下部における細胞外ドーパミン、セロトニンおよびその代謝物の濃度変化（マイクロダイアライシス法により測定）を検討しました。その結果、ＰＦＢ処理により、線状体でドーパミン代謝産物（3, 4-dihydroxyphenylacetic acid〈DOPAC〉, homovanillic acid〈HVA〉）が、前視床下部でＨＶＡおよびセロトニン代謝産物（5-hydroxyindole acetic acid〈HIAA〉）が有意に増加することを見出しました。(7)

さらに近年は、ＰＥＴ（ポジトロンエミッショントモグラフィ）などの利用により、ヒトでも脳内の伝達物質の挙動を明らかにできるようになってきました。そこで、現在著者らは、ＰＦＢがヒトの線状体ドーパミンにどのような影響をおよぼすかを明らかにするための共同研究を始めていますが、これまでのところラットの実験結果と同じように、ドーパミンの内因性分泌が高まるという結果を得ています。

以上のように、ＰＦＢの脳内伝達物質への影響に関する検討はつい最近始められたばかりですが、今後の発展が期待されます。そして、その結果、ＰＦＢがどのように脳に働きかけ、それがさらにどういった機序で心身の治療的変化を引き起こすのかの詳細が明らかにされていくことでしょう。

## 脳に働きかける治療――ＥＭＤＲ

ＥＭＤＲ（Eye Movement Desensitization and Reprocessing）とは、眼球運動を利用して外傷的記憶の脱感作と再処理を行う生理心理学的技法です。その効果は非常に目覚ましく、問題の記憶場面を思い浮かべながらリズミカルに目を動かすという実に単純な方法によって、従来治療が困難とされてきた心的外傷後ストレス障害（ＰＴＳＤ）をはじめとして、恐怖症、パニック障害など、外傷的記憶が関与している各種の病態を短期間に治癒に導けることが明らかになってきています。

視神経および眼球は、発生的に脳の一部が肥大して頭蓋骨の外にまで発達した器官であり、その運動をつかさどっている神経（動眼神経、滑車神経、外転神経）も脳から直接出る末梢神経（脳神経）に属するものです。この眼球運動に関しては、従来精神分裂病などの精神疾患で特徴的な異常が認められるなど、脳の機能異常の指標（アウトプット）としての研究が進められてきました。それに対して、ＥＭＤＲでは、眼球運動自体がインプットとして治療に利用されるわけです。さらに、この治療法が認知や感情といった心理面よりも、その基盤にある記憶を治療の標的にしている点も、脳に働きかけるという側面を大きくしていると考えられます。

**治療法の概略**(8)

ＥＭＤＲは以下の八つの段階を含んでいます。①病歴聴取、②準備、③ベースライン評価、④脱感作、⑤肯定的認知の植えつけ、⑥ボディスキャン、⑦終了、⑧再評価。

これらのうち、①〜③は最初の一〜二回目のセッションで実施されますが、それ以降のセッションでは最初に⑧がきて、その後④〜⑦が続くことになります。

病歴聴取の段階では、患者さんの主訴とこれまでの経過などを聞いていくようにします。その際留意すべき点は、現在の問題点を多面的に明らかにできるようにすることと、過去にどのような外傷体験があってそれがどのように現在の問題を引き起こしているのかがわかるように情報を収集することです。そして、さらに患者さんのパーソナリティーの評価なども行いながら、ＥＭＤＲを適用できるかどうかを注意深く決定することになります。

準備段階ではＥＭＤＲの治療過程について説明し、患者さんの疑問に答え、健全な治療同盟を確立することを目指します。ＥＭＤＲの説明のポイントは、この方法で外傷的な記憶が変化することもあればほとんど変わらないこともあるということ、そしてもっとも大切なのは治療の途中で起こってくることをなるべくそのまま報告してもらうことである、と伝えることです。また一時的にしろ、セッション中またはセッション間に不快な感情が強くなることもあると説明しておくことも重要です。そして十分に感情の処理が進む前にそのセッションを終わらねばならないときや、セッション間に不快な感情が出てきたときなどに、平静な状態を回復できるように、平穏で安全な場所のイメージを思い描く、腹式呼吸を行うなどのリラクセーション技法の練習をしてもらいます。

ベースライン評価の段階では、治療の標的とする外傷的体験に焦点をあてます。患者さんに外傷的体験について説明してもらい、その場面を映像として思い描き、さらに一緒に思い浮かんでくる自分に対する否定的認知について考えてもらいます。次にその否定的認知に代わる肯定的認知を考えてもらい、それがどの程度その通りだと思えるかをＶＯＣ（Validity of Cognition）スケール（１～７で、数が大きいほどその通りだと思える）で評価します。そこまで準備ができたら、今度は外傷的体験についてイメージ、否定的認知、感情、身体感覚を含めてみんな一緒に思い浮かべてもらい、そのときに感じる不快感をＳＵＤＳ（Subjective Unit of Disturbances）スケール（０～10で、数が大きいほど不快感が大きい）で評価します。

脱感作の段階では、患者さんに外傷的体験のイメージ、否定的認知、身体感覚を思い浮かべてもらったあとで、治療者の指を見ながら左右方向の眼球運動を二四から六〇往復、十二秒～三十秒ほどで行ってもらいます。そしてそれぞれの眼球運動が終わったら「それでは一度深呼吸をしてください。……はい、今なにが思い浮かんでいますか」と聞くようにします。そしてイメージ、認知、感情などの変化が続いているあいだは、同じ操作を繰り返すようにしていきます。その結果うまく脱感作が進んでＳＵＤＳが０か１にまで低下することもありますが、時々途中で変化がみられなくなることも起こります。そのようなときには、それまでとは違う否定的な認知や新たな記憶場面が浮かんできていることが多いので、もしそうであれば、まずそちらのほうを対象にして同様な治療操作を続けるようにします。

問題としている場面のSUDSが十分に低下したら、次は肯定的認知の植えつけの段階に移ります。この段階では、最初に考えておいたものか脱感作段階の途中で浮かんできた肯定的認知のVOCをチェックしたあと、それを最初の記憶場面と一緒に思い浮かべて、さらに何セットか眼球運動を行います。そしてVOCが十分に高くなり、患者さんの自己評価も現実的なものになったところで次の段階に移ります。

ボディスキャンの段階では、それまでに扱った記憶場面と肯定的認知を同時に思い浮かべたうえで、体の感じを頭のてっぺんから足の先までチェックしていってもらうようにします。そしてどこかに違和感を感じた場合には、その感じを十分に味わったうえで、さらに眼球運動を何セットか行い、それが消えるかなにかほかの場面や認知などが現れてくるかどうかを観察することになります。後者の場合には、また脱感作段階に戻ってさらに治療を続けることになるわけです。

終了段階では、患者さんを平静な状態に戻すことが眼目になります。特にそのセッションを脱感作段階の途中で終えなくてはならないときなどには、準備段階で述べたようなリラクセーション技法を用いるか、さらに数回眼球運動を行って患者さんが落ち着くことができるようにします。そして次回のセッションまでのあいだにも治療的変化は続くであろうことを説明し、なにか不愉快な気持ちや考え、記憶などが現れたときや印象的な夢をみた場合などには、それを記録しておいてもらうように話します。

次のセッションは再評価の段階からスタートします。つまり、この段階では前回のセッションで扱った場面を再び思い描いてもらい、治療効果の維持について調べ、セッション間の記録を検討し、さらにまだ扱っていない記憶場面の評価をすることなどを通して、そのセッションでなにを治療の標的にするかを決めることになるわけです。

## 統制群法による治療効果の検証

ＥＭＤＲの特徴は、前述した通り、治療手順がかなり構造化されている点と、治療効果の発現が非常に速く少ない治療回数で治療を終了できる点です。これらの特徴は統制群法を用いた治療研究による効果の検討を容易にするものであり、実際ＥＭＤＲの対照研究はかなりの数に上っています。ここではその代表例として、よく計画された統制群法を用いて、ＥＭＤＲの効果を実証したウィルソン・Ｓ・Ａらの臨床研究の成績を紹介しておきましょう(9)（図４）。

八〇名のＰＴＳＤ患者を対象にして、九十分三セッションのＥＭＤＲの効果が検討されました。八〇名の患者はランダムに治療群と統制群（遅延治療群）に割りあてられ、さらにＥＭＤＲのトレー

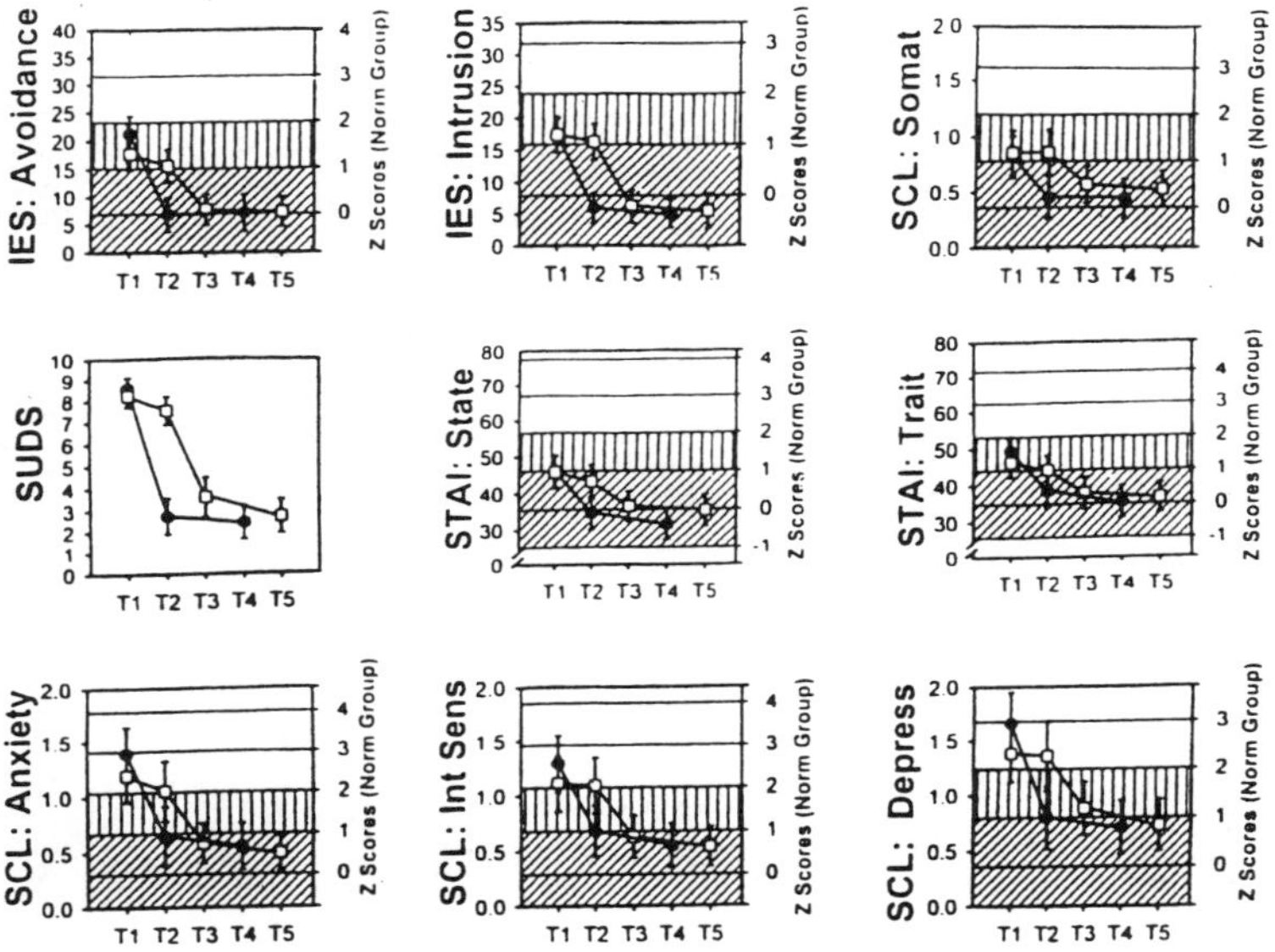


●：治療群、○：統制群(遅延治療群)。丸の上下のヒゲは、95パーセント信頼区間を表す。右軸は、健常群のデータに基づくｚスコアを表しており、斜線は±１までの範囲を、縦線の範囲は＋１以上２以下の範囲を表している。IES (Impact of Event Scale) と SCL：Somat (Symptom Check List-90-Revised の Somatization スコア) は主訴の強さを、SUDS、STAI：State； Trate (State Trate Anxiety Scale)、SCL : Anxiety は不安の強さを、SCL: Int Sens; Depress (Interpersonal sensitivity および Depression スコア) は肯定的な自己評価の困難さを測定するためのもの。

図４　EMDR の統制群法による治療研究

ニングを受けた五人の治療者のいずれに治療を受けるかもランダムに決められました。その結果、治療群では主訴および不安の顕著な改善と肯定的認知の確信度の増大が認められましたが（図4の●のT1からT2にかけて）、統制群では治療前三十日間のあいだ、いずれの指標においても変化が認められませんでした（図4の○のT1からT2）。しかし、統制群でも治療を受けたあとにはすべての指標において治療群と同様の効果が認められ（図4の○のT2からT3）、治療群・統制群間と統制群内の両方で治療効果が検証されたことになったわけです。さらに、九十日のフォローアップ期間のあとにも、これらの効果は維持されていました（図4の●のT2からT4、および○のT3からT5）。

この研究は、相当数の被験者を用いていること、SUDSやVOC以外にも標準化された多くのスケールを用いていること、治療者以外の独立した効果判定者を置いていること、治療群・統制群間と統制群内の両方で効果の検証をしていること、九十日間のフォローアップを行っていることなど、治療研究としてはかなり厳密な手続きが踏まれています。そのうえで、これだけはっきりとした結果が出ていることは、注目に値すると思われます。

## ＥＭＤＲと逆制止

ＥＭＤＲは開発されてからまだ十年程度しかたっておらず、その奏効機序についてはいまだ大部分が仮説の段階です。そこで今回は、脳に働きかけるという観点からも、特に興味深い逆制止やＲ

ＥＭ睡眠との関連からの仮説をご紹介したいと思います。

ＥＭＤＲの創始者であるシャピロは、一九八九年の文献の中で、パブロフの興奮・抑制理論やＲＥＭ睡眠とのかかわりについても示唆しながら、「不安と急速眼球運動は逆制止関係にある可能性がある」と述べています。[10] 同様に、系統的脱感作法（逆制止を用いた代表的行動療法）の創始者であるウォルピーは、ＥＭＤＲをそのバリエーションとしてとらえています。そして急速眼球運動が執拗な不安を非常に速やかに制止し、脱条件づけする過程は現在のところ神秘であるが、外眼筋のリラクセーションが情動に対して非常に大きな影響力を持っているというジェイコブソン（漸進的筋弛緩法の創始者）の観察がヒントとなるかもしれないと述べています。[11] さらにヘッドストロームは、ヨーガの技法の中に眼球の運動を中心にしたものがあることや、ジェイコブソンによる前述の観察そして眼球の位置とα波の生成との関係などに言及しながら、眼球運動とリラクセーションとの関係について考察しています。[12] 以上をまとめると、眼球運動が未知の神経活動を介してもたらすリラクセーション反応が不安を逆制止する、それがこの治療法の奏効機序であるということになります。

この仮説と関連して、ウイルソンＤ・Ｌらが、一九九六年に統制条件を設けたうえで、ＥＭＤＲで一貫してリラクセーション反応が引き起こされることを示したのは意義深いと思われます。[13] ＥＭＤＲ施行中に特徴的に認められた変化として、以下が報告されました。①呼吸が眼球運動に同期した浅い、規則的なパターンを示した、②心拍数がセッション全体を通して低下した、③収縮期血圧は、最初のほうの眼球運動では上昇するが、カタルシスによる解除反応の間には例外なく低下し、セッション全体を通しては低下する、④末梢皮膚温は一貫して上昇する、⑤皮膚電気反応が一貫して低下する。そして、これらの結果から、「ＥＭＤＲの治療機序の少なくとも一部に、不快な感情と学習されたものではない（つまり眼球運動によって外的に引き起こされた）リラクセーション反応を対提示することによる逆制止、そして脱感作がかかわっていることが示唆された」わけです。

## ＥＭＤＲとＲＥＭ睡眠

ここで紹介するもう一つの仮説は、夢を見る際のＲＥＭ睡眠とのかかわりから、ＥＭＤＲの奏効機序を説明しようとするものです。これは、急速眼球運動を人体が持つ自然の制止メカニズムとしてとらえようとする考え方です。つまり夢を見ているときに、無意識の材料が意識に近いところに現れて、夢にともなう急速眼球運動の効果により脱感作され意識に統合されるのではないか、そしてＥＭＤＲはそれを目が覚めた状態で行う方法なのではないかということです。

これが近年の夢の生理学的研究がもたらした知見と照らし合わせても非常に興味深い考え方であることは、以前にも指摘しておきました[14]。現在、夢は橋網様体から発生するＰＧＯ(Ponto-geniculo-occipital) 波というパルス波によって引き起こされると考えられています。つまりＰＧＯ波が、すぐ近くに存在する脳神経核に眼球を動かすように指令を出すとともに、視覚野を始め脳全体を賦活することにより夢を生成するのです。そして著者は、ＥＭＤＲのように随意的にリズミカルな眼球運動を行うことによって、ＰＧＯ波と類似のパルス波が発生するのではないかと考えたわけです。

その後一九九六年に、同様の考え方がハサードによって述べられており、著者は意を強くしました。(15) そこでは、ニューラルネットワークの研究成果を引きながら、ＰＧＯ波が記憶の圧縮の役割を担っているのではないかという類推がなされています。そして猫の脳では、ＰＧＯ波と同様のパルス波が眼球運動によっても引き起こされること、およびヒトの脳でも類似の現象が認められる証拠があることに言及したうえで、ＥＭＤＲとは、ＲＥＭ睡眠と同様の状態を焦点を絞り人工的に引き起こす方法であるとの考察がなされています。

いずれにしろ、目を動かすという日常生活の中で常に起こっている実に単純な動作によって、われわれの記憶の変化が引き起こされるという事実は驚くべきことです。そして上記のような仮説の真偽も含めて、さらにその詳細が明らかになってくれば、われわれの心身の健康を回復、維持、増進していくうえでの脳の役割を理解するための大きな一歩を踏み出すことが可能になるかもしれません。

## 未来の心身医療

未来の心身医療は、当然現在よりもさらに効率よく心身両面に治療的効果をおよぼすことができ、さらに患者、治療者両方にとって負担の少ない方法を求めていくことになるでしょう。
その際、本稿で紹介したような、通常は脳の活動のアウトプットであるものをインプットとして脳に直接働きかけるタイプの治療法がますます増えてくると思われます。なぜならば、脳は身体と心を直接結ぶサブシステムなので、身体と心へ同時にアクセスするインターフェイスとして最適のものと考えられるからです。そしてこのような治療法は、患者にとっても治療者にとっても負担が少なく、楽な治療であるということも大きな特徴です。さらにその治療機序の解明によって、心身医学の大命題である心身相関や心身一如についても、より実証的な知見が蓄積されていくことが期待できるに違いありません。

（東京大学医学部附属病院心療内科・熊野宏昭）

# 医療倫理学

## はじめに

心療内科にはさまざまな悩みを持った患者さんが訪れます。その悩みは、単純に身体的なものだけである場合は少なく、その方の背景にある心理・社会的な要因が深くかかわっている場合が大変多いのです。そのような患者さんに心療内科医として接するには、その方の今までの生き方、ひいては人生そのものを理解することが求められます。このことは、「全人的医療」という用語でその理念が表されているかとも思います。それでは、人間性豊かな全人的医療を行っていくためには、どのようなことに配慮していけばよいのでしょうか。

先に示された心身医学の新しい診療指針[1]によれば、身体・心理・社会的視点に加え、「生命倫理(bioethics)や生態系といった観点をも考慮に入れた、bio-psycho-socio-ethical (ecological) なアプローチが、心身医学ないし全人的医療のあるべき姿」とされています。この章では、まずこの生命倫理的観点というものを簡単に概説し、心身医療を実践する際に読者の皆さんの参考になりそうな話題を紹介したいと思います。

## 「生命倫理」とバイオエシックス

「生命倫理（学）」という用語は、一九七〇年代にアメリカを中心に発展した「bioethics（バイオエシックス）」の訳語として用いられる場合が多いようです。先に出版された『心身医学用語辞典』は、その定義を簡潔に以下のようにまとめています。(2)

〈バイオエシックス bioethics〉

バイオエシックスは、ギリシア語の生命 bio と倫理 ethics を合成した用語で、「生命倫理」と訳して用いられることも多い。はじめて用いたのは一九七一年にポッター V.R.Potter で、すべての生命の調和的な生存のための規範として提唱した概念である。一九九二年に設立された国際バイオエシックス学会では「バイオエシックスは、医療や生命科学に関する倫理的・哲学的・社会的問題や、それに関連する問題を巡り学際的に研究する学問である」と定義している。「ヒポクラテスの誓い」が古代ギリシア時代から医の倫理の基準とされてきたが、近年それはパターナリズムとして批判され、社会の変化や医科学・医術の進展とアメリカで起きた人権運動が「患者の人権運動」として医科学・医療に波及し、それがバイオエシックスの誕生を促したといえる。現代医療の発展により、遺伝子操作、人工受精、体外受精、人工臓器、脳死、などバイオエシックスの大きなテーマとなっている。心身医学では、その研究や臨床において bio-psycho-socio-eco-ethical な視点によって立つだけに、bioethics は重要。バイオエシックスのこれまでのおもな綱領や宣言には、人に対する生物医学的研究に関する「ニュルンベルクの倫理綱領」や「ヘルシンキ宣言」、インフォームド・コンセントなどの患者の権利についての「患者の権利章典」や「リスボン宣言」がある。

アメリカでバイオエシックスが急速に発展した社会的背景としては、患者の権利擁護などの市民運動の展開、臓器移植や不妊治療など先端医療技術の発展、一つの病気に複数の治療の選択肢が存在するようになったという医療技術の進歩などがありました。「それらの新しい医療技術をどのように使っていけばよいのか」という問いが社会問題として現れてきたのです。いわゆる医師のパターナリズムが見直され、患者の自己決定権が尊重され、インフォームド・コンセントや QOL (quality of life) の概念が普及しました。

しかしバイオエシックスは、発祥元のアメリカにおいてすら、実にさまざまな理解がなされています。「生物学・医学に適用される応用倫理学の一分野」、「生物科学を中心とした未来のための哲学と考える立場」、「道徳神学の一展開としての生命と医の倫理を考える立場」、「医学の一部をなすと考える立場」、「公共政策として合意づくり・制度化を目指す立場」などです(3)。最近、医学史家であり、生命倫理学者でもあるジョンセンが、アメリカにおけるバイオエシックスの理解を、①学問領域（discipline）と、②公共の論説（public discourse）の二つに分類したうえで、なぜバイオエシックスがアメリカで特徴的に発展したか、を歴史的な視点より論じました[4]。いずれにしても、その議論の対象となる範囲は、大まかに次のような内容であると思われます。

①生命の開始時をめぐる諸問題

人工妊娠中絶、男女の産みわけ、不妊手術、非配偶者間人工受精、代理母、出生前（胎児）診断・治療、クローン、重症障害新生児・極小未熟児の治療、遺伝子治療・遺伝スクリーニング、など。

②生命の終末時、死をめぐる諸問題

死の定義、ターミナルケア、ホスピス、癌の告知（病名の開示）、脳死・臓器移植、尊厳死・安楽死、医師による自殺幇助、アドバンス・ディレクティブ（事前指示）、など。

③その他の重要なトピックス

インフォームド・コンセント、QOL、宗教上の理由による治療拒否、老人・痴呆者・精神障害者の治療、人体を用いる研究、薬剤治験、動物実験、医療資源の公正な配分（医療費問題）、国際医療摩擦、倫理委員会、環境倫理、など。

（文献3より一部改変）

それでは、これらの諸問題についての議論は、どのような枠組みで行われてきたのでしょうか。

初期のアメリカにおける代表的な議論の枠組みに原則主義(Principlism)があります。[5] この原則主義とは、自律性尊重、善行・恩恵、無害性、公正・正義などの包括的な原則にもとづいて具体的な判断を演繹的に考えるというものです。しかし、原則主義だけですべてが解決できるわけではありません。抽象的な原則を実際の医療現場でどのように応用するか、対立する原則間のバランスをどのように調整すればよいかなどは、当初より認識されていた問題点でした。また、哲学者や法学者が主に作った理論からは見落とされていた視点、たとえば現場での微妙な医療者・患者関係、医療従事者側の心理的問題、医療従事者の徳などについて取り上げられるようになりました。一九八〇年代中ごろからの、いわゆる反原則主義の時代です。

## クリニカル・エシックスの展開

そして現場の医療従事者の観点から、臨床現場で有用なクリニカル・エシックス(Clinical Ethics：臨床倫理学)という考えが生まれてきました。[6,7,8] この考えは大変参考になると思われますので、以下に簡単に紹介します。

### クリニカル・エシックスの目的

クリニカル・エシックスの目的は、臨床現場で生じた倫理的問題を同定・分析し、解決を試みることにより、患者ケアの質を向上させることであるとされています。即ち、ある特定の患者さんにおいて、「なにがよりよい、正しい判断と行動になるのか」、そして「その患者さんになにがなされるべきなのか」を考えることです。その特徴は、次のようにまとめられます。

①臨床現場での実状を出発点にするきわめて実学的要素と学際性を持っている。
②個々の医療従事者・患者関係に注目し、個々の患者ケアの質の向上を目指す。
③臨床現場での個々の症例の意思決定に重きを置く。したがって、政策決定やマクロの資源配分などの問題は射程外となる。
④医療従事者・患者関係や医療従事者側の心理的・社会的要素、および症例に必然的に付随する状況的要素にも配慮する。
⑤教育は臨床場面で症例中心に、研究は理論的、経験的なものを学際的に行う。
⑥広い意味で患者の視点を取り入れた、医療を供給する側の、現場での意思決定の際の考え方である。

（文献3より一部改変）

患者ケアのプロセスと成果を向上させるには、まず医療従事者が患者さんの意向と価値観をよく知り、尊重することが大切です。そのうえで、各患者さんが各自の医療目標に沿った判断ができるように、医療従事者が患者さんを援助するのです。ターミナルケアや救急現場で、患者さん、家族、医療従事者は、さまざまな葛藤に直面し、なんらかの臨床的判断が要求されます。クリニカル・エシックスは、そのような場面で、患者さんと医療従事者との shared decision making（患者さんと医療従事者がともに行う意思決定）を進めるための一つの考え方とみることもできるかと思います。

## クリニカル・エシックスの実践

クリニカル・エシックスの実践には、教育、研究、倫理委員会活動などがあげられます。教育については、ベッドサイドで具体的な臨床例が用いられ、倫理的問題についての感受性を養ったり、実際の問題に対処する方法の教育などが行われているようです。研究は、理論的な研究と経験にもとづく研究にわけられます。理論的な研究は、特定の症例、公共政策や法律などに、論理的な説明と議論を行うものです。たとえば、脳死についての概念的な検討、新しい技術にともない生ずる問題点の整理（たとえば生体肝移植、遺伝子診断、クローン）などです。経験にもとづく研究は、実際に臨床現場で起きていることを記載・解析することです。すなわち、どのような価値観が、誰により、どのように用いられたかを調べることです。それには社会医学一般、判断分析学、臨床疫学などの方法論が使われます。たとえば、病名・病状の告知についての意識・実態調査などです。そして理論的な研究により得られた仮説を、経験的な研究で検証しながらさらに洗練された仮説を導いていくのです。

そして現場では倫理委員会と症例コンサルテーション活動が期待されます。症例コンサルテーションとは、具体的には、助かる見込みの高い重症障害新生児の治療を両親が拒否している、など治療方針を決定するのが困難な状況が生じた際に、医療従事者などが倫理委員会やコンサルタントに相談し助言を得ることができる、という制度です。コンサルタントは、広く政策、法律などに関する知識を持ち、かつ自分の価値を押しつけるのではなく共感能力を持ち、心理的なサポートを与えることができる、という資質が求められます。ちょうど、コンサルテーション・リエゾンサービスで心療内科医に求められる資質に近いと思われます。

クリニカル・エシックスの実践については、アメリカの医療現場においてもどこまで発展していくか、さらにようすをみてみないとわかりません。しかしクリニカル・エシックスは臨床現場での実状を出発点にするきわめて実学的な要素と学際性を持っており、そこで主張されている内容は、原則主義の後に必要とされる考えの一部を確実にとらえていると思われます。

## 日本における生命倫理学

さて、日本における「医の倫理」とは、主に医療に携わる側の倫理規範、つまり職業倫理を表わす用語として定着していたように思われます。そして日本においても医療技術が進歩し、従来の職業倫理のみでは解決できない問題が現れはじめました。そして、アメリカのバイオエシックスが一九八〇年代はじめころより日本へ紹介されるようになり、日本における議論に大きな影響を与えてきました。

しかし、アメリカにおいてその理解がさまざまであったように、日本における生命倫理学の理解もきわめて多様です。日本における生命倫理学の理解は大きく分類して、①新たな倫理体系、②人権運動、③生命をめぐる学際的な研究分野、の三種類が存在します(3)。日本において医療の倫理的な問題を語るときには、このようにバイオエシックスや生命倫理というものの概念や用語の理解が多種多様であることを十分認識してから始めなければならないでしょう。そして、現時点では日本における「生命倫理学」とは、いまだ模索されている段階であり、体系化されたものではないという点に留意しておかなければならないと思います。

それでは、日本において、これから「医の倫理」をどのように理解してゆけばよいのでしょうか。私は、現時点では従来の狭義の「医療従事者の専門家としての職業倫理」は、患者さんや社会の視点を取り入れたバイオエシックス（生命倫理学）の影響を受け、現代的な「医療倫理学」として発展してきているととらえておきたいと思います（図1）。

「医療倫理学」とは、狭義の職業倫理より広い概念で、欧米でヘルスケア・エシックス（Health Care

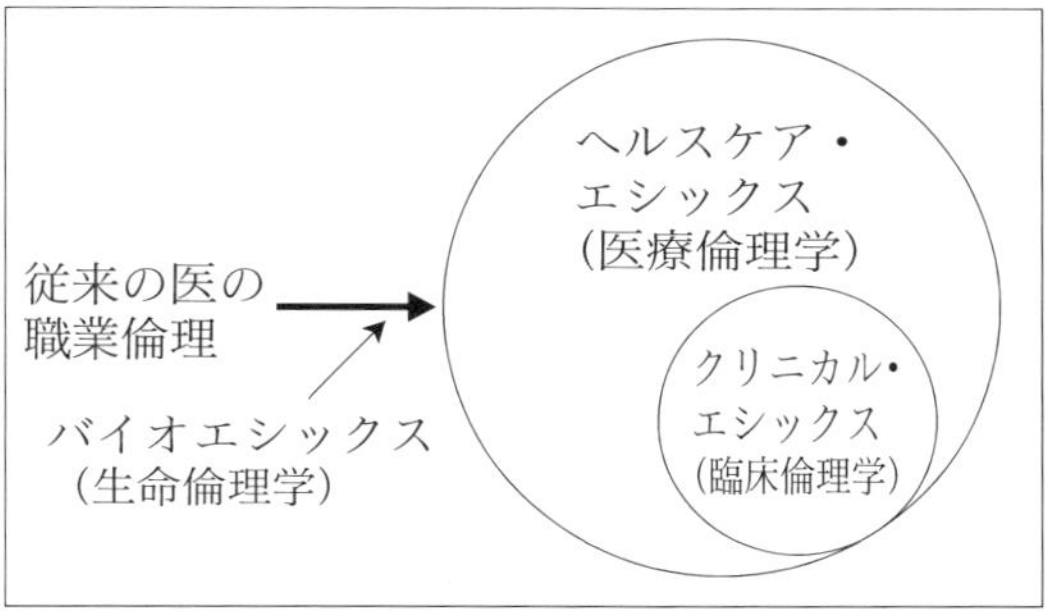


この図はアメリカ（および日本）においての、クリニカル・エシックス（臨床倫理学）発展の概念的理解の図式化を試みたものである。

図1　クリニカル・エシックス（臨床倫理学）発展の図式的理解

Ethics）と呼ばれるものに近いと考えます。ヘルスケア・エシックスの定義や、その範囲をどこまでとするかなどは明確ではありませんが、個々の医療従事者・患者関係のみでなく、マクロの医療資源の配分や政策決定、研究の倫理なども含まれるでしょう。その扱う範囲は医療に関連するさまざまな内容というくらいに比較的緩いものとしておくほうがよいと思います。「臨床倫理学」のように、個々の患者さんの意思決定に焦点をあてるものは、この広い意味での「医療倫理学」の一部に含まれると考えます。いうまでもなく、従来の職業倫理の多くの部分は現在でも重要です。しかし、現代的な医の職業倫理としての「医療倫理学」においては、医療者側の視点のみからの議論では不十分である、ということは明らかになってきていると思います。

## 心療内科の臨床現場で医療従事者に求められること

それでは現場の医療従事者にはなにが求められているのでしょうか。医療の質を向上させるためには、まず医療従事者が倫理的に正当化しうる基準に即した行動をとり、社会の医療への信頼を高めることが必要でしょう。そのために、個々の症例における意思決定のあり方を重視し、慎重に検討していくことが求められます。

これは理念的な話です。それでは、具体的に倫理的ジレンマに直面した際にはどのように考えていけばよいのでしょうか。いくつかの枠組みの中から、臨床家にとって取り組みやすいと考えられる方法を一つ紹介したいと思います。詳細については文献(6)をご参照ください。この方法は実際になんらかの問題に直面した際に以下の四項目に関するすべての問題点を列挙し、四分割表を埋めて、全体がみえたところで過去の例などを参考にして、なにを優先させるかを考えるというものです。問題志向システム（Problem Oriented System、以下ＰＯＳ）を想定するとわかりやすいと思います。

### 症例の倫理的問題検討法

第一項目…医学的適応（medical indications）

チェックポイントは、①診断と予後、②治療目的の確認、③治療のリスクとベネフィット、④治療は無益（むだ）かどうかなど。たとえば、終末期の癌患者さんの肺炎に抗生物質投与や挿管をすることの純粋に医学的な意味が検討されます。

**第二項目…患者の意向**（patient preferences）

チェックポイントは、①患者の同意・判断能力、②インフォームド・コンセント、③事前の意思表示、④家族などの代理決定者の判断など。たとえば、エホバの証人信者の患者さんにおける輸血拒否の意思などが考慮されます。

**第三項目…ＱＯＬ**

患者のＱＯＬを評価する。チェックポイントは、①ＱＯＬの定義と評価法、②偏見や先入観の危険性の有無、など。ＱＯＬは身体・社会・精神的側面の価値観を表す用語で、誰がどのような基準で評価するのかが重要な点となります。

**第四項目…周囲の状況**（contextual features）

①公共の利益、医療資源の配分、②家族や他の利害関係者、③医療従事者側の心理的問題、社会的責任、④病院や科の方針、⑤経済的側面、⑥法律、⑦ほかのあらゆる問題点を検討します。

## 症例の倫理的問題検討法（具体例）

### ダックスの症例

アメリカの有名な症例を引用してこの方法の具体的な用い方を説明します。一九七三年七月、父親と二人で不動産会社を経営していたドナルド・コワート氏（通称ダックスさん、当時二十五歳）は、テキサス州ダラス郊外の土地調査に出かけました。目的地近くで車のエンジンが止まり、始動スイッチを入れた瞬間に大爆発しました（近くの天然ガスパイプラインからのガス漏れに引火したもの）。父親は死亡し、コワート氏は、全身の六五パーセント（第三度）のやけどとなりました（ここで先の四項目を検討します）。（図2）

その後十四カ月の治療全期間にわたり、コワート氏は治療停止を要求しました。しかし、専門医療チームの存在と母親の強い生命維持の願いにより治療が継続され、結果的に重症火傷治療の成功例となりました。その後、コワート氏は弁護士の資格を取り結婚もしました。本症例では、コワート氏の治療中止要求と、医療チームの治療義務および代理者の母親の意思が対立し、後者が優先されたことになるわけです。彼は、事故のときに考えていた将来の人生とは結果的に異なったものになったが、もし、もう一度同じような状況になったらやはり治療は拒否するであろう、と述べています。

| 医学的適応 | 患者の意向 |
|---|---|
| ・診断：第３度熱傷、生存可能性は二〇パーセント（救急外来時）。機能予後は、両目失明、両手指切断。<br>・治療において、全身のガーゼ交換などは激痛をともなう。<br>・生存可能性はあり、治療自体は無益ではない。 | ・コワート氏は一貫して治療中止を要求。正常な判断能力にもとづいて、自分の生命に関する判断をしていると主張。<br>・身体的・精神的ショックがあるときに、患者の法的対応能力、精神的判断能力はあると考えられるのか？<br>・後に精神鑑定が行われ、法的対応能力はあったと判断された。<br>・代理人である母親は、治療継続を強く要求。 |
| **ＱＯＬ** | **周囲の状況** |
| ・ベトナム空軍帰りのスポーツマン、不動産会社勤務。<br>・治療課程で、耐え難い痛み、うつ状態。治療後も、身体が醜いこと、盲目、活動制限が予測される。非常に低いQOLか？<br>・普通の人が生きるに耐えないような惨めな生活とは、誰がどのような基準で決めることができるのか？ | ・母親は宗教的理由で治療継続を要求。<br>・治療費は全てパイプライン会社の損害賠償により支払われた。<br>・治療スタッフ側の心理的・社会的要因（救命可能なものは救うべき）。<br>・当時、オイル事故対策として、テキサス州の熱傷治療研究センターがあり、その研究プロジェクトにうまく合致した。 |

文献６より引用

図２　症例検討シート

ダックスの例をみてもわかるように、倫理的判断とは、決して疑いの余地がない絶対的なものとはなりえません。しかし、まあまあもっともで、すべてを考慮に入れたうえでの判断を積み重ねていくことはできるのです。時間的に余裕があるときには判断を延期したり、さらに情報を収集しなければならないということも結論になりえます。四つの項目をすべて考えたうえで最終的な判断を考えるという作業は、どの要素がその症例で一番問題になっているのかを見つけ出すのに役立ち、どのような考えが優先されたのかをはっきりさせることができるのです。すべての臨床場面でこのような判断を行うのは時間的に不可能だと思いますが、ときに「ほんとうにこれでよかったのかな」と思われるような症例では、この分析を試みられると新たな視点がみえてくるかもしれません。

## 最近の話題

**アドバンス・ディレクティブ（事前指示）**

アドバンス・ディレクティブ（advance directive）とは、「患者さんあるいは健常人が、将来判断能力を失った際に、みずからに行われる医療行為に対する意向を前もって示すこと」と定義されます。事前指示には、①医療行為に関して医療者側に指示を与える、②自らが判断できなくなった際の代理決定者を委任する、という形式があります。①を文書で表したものが、一般に「リビングウイル」と呼ばれています。

たとえば、日本尊厳死協会の「尊厳死の宣言書（リビング・ウィル）」は、

㈠不治の病気で、死期が迫っているときの、死期を引き延ばすための延命措置の拒否。
㈡最大限の苦痛緩和の処置の要求。
㈢数カ月以上の植物状態に陥ったときの、生命維持措置の拒否。

からなっています。

事前指示は、患者さんの意向を尊重できること、治療方針に意見統一が得られない場合に有用で

ある、医療従事者や家族の困難な意思決定の「ストレス」を軽減することができるなど、利点も多いのですが、そもそも将来のことを想定することはできない、実際の現場では具体性を持たない、医師の考える最善の治療が行えなくなる、などの批判もあります。

一般人への調査から、日本においても将来自分の受ける医療についてなんらかの事前の意思表示を残しておきたい人々が多数で、医師側もその考えに基本的に賛成しています。(9) しかし、具体的な様式(書面か口頭かなど)、内容や法制化の問題、多様な患者さんの考え方にどのように対応していけばよいかなど、今後どのような事前指示のあり方が、医療従事者および患者さん双方に有用なものかを検討していくことが必要です。

## インフォームド・コンセントと入院診療計画加算

昨今、インフォームド・コンセントの必要性が強調されているのは周知の通りです。しかし、「インフォームド・コンセントは重要である」とはいえ、医療従事者側には、どのような説明の仕方がよいのかわからない、十分な時間がとれない、患者さんに余計な不安を与えるのではないか、などという心配があります。

一方、患者さん側には、専門用語が難しく、不安と恐怖で説明を十分に理解することができない、という状況もしばしばあるかと思います。また、インフォームド・コンセントとひと言でいっても、

「新薬の治験の被験者になる場合」と、「通常の医療行為（たとえば、侵襲度の比較的大きい検査や手術）」とでは、質が異なるものになるでしょう。

平成八年度より入院時医学管理料の一部として、入院診療計画加算が健康保険で申請が可能になりました。具体的には、「入院中の患者に対して、入院の際に、医師、看護婦などが共同して診療計画を策定し、病名、症状、検査内容、手術内容、入院期間等について文書による説明を行った場合」に、保険点数に加算ができるというものです。説明は、医師が行わなければならず、説明に用いた文書の最後に医師が署名し、患者さんに交付することが求められています。これは、まさにインフォームド・コンセントのプロセスの一部と考えられます。このような医療行為に健康保険が報酬を支払うという制度は私の知る限り、他国にはみあたりません。患者さんの心理的ストレスを軽減させる、という観点からも、患者さんによく説明することは大切でしょう。しかし、入院時に、医師が書面を用いて簡単に患者さんに説明してサインをすれば、それでインフォームド・コンセントは終わり、と考えるのならば、それは本来の主旨に沿ったものにはならないでしょう。インフォームド・コンセントのプロセスは、あくまでよりよい治療関係への入り口として、患者さんと医療従事者が判断を分かち合う（shared decision making）ための手段ととらえるのがよいと私は考えています。

## カルテ開示と病名・病状の告知

インフォームド・コンセントに関連して、最近、患者さんの希望があれば、基本的にカルテ開示を行うべきである、とする議論があり、実際に実行している病院もあるといわれています。二〇〇〇年五月の時点において法制化は行われていませんが、カルテは病院のみの所有物である、という考え方から、医療情報は患者さん自身のものである、とする考え方へ移行しつつあることは事実です。しかしカルテ開示といっても、悪性腫瘍などのように、「開示することが患者に有益でないと判断されるときは、開示しなくてもよい」とする例外事項がつくことが予想されます。いわゆる「癌の告知」の議論と関連してくる問題です。

「癌の告知」に象徴される、病名の開示の是非の議論は、一九六〇年代より医学界内外で長く続いているものです。日本における癌の病名の告知率は従来低いといわれていましたが、ホスピスや緩和医療の浸透、癌治療の進歩、患者さんの意識の高まりの中で、一九九〇年代、日本の癌患者さんは、二十年前に比して、確実に正確な病名を開示されている率は上がっていると思われます。一九八九年に厚生省・日本医師会の出版した『末期医療のケア』で、告知の肯定的な側面が記されたことは、医療者側も予後の悪い病名の開示に理解を示したことを示唆しています。しかし、予後の悪い病名を患者さんに開示することについて、慎重な医師がいるのもまた事実です。家族が患者さん本人への告知を拒否した場合、あらかじめ「癌になったら病名を告げてほしくない」と意向を示していた患者さんの場合[10]、判断能力が十分あるか疑わしいような患者さんの場合などでは、医師は慎重にならざるをえません。

さらに、病名とその予後の告知とは異なるものである、ということを明確にしておきたいと思います。医師は、予後を患者さん本人にはやや楽観的に告げるのに対し、家族にはやや悲観的に伝えている、という報告があります[11]。医師にしてみれば、予後を長めにいっておいて、それよりも早く患者さんが亡くなれば、家族から責められることを心配します。逆に、家族にしても、予想していたより長く患者さんが生きれば、医師に感謝するということもあるかもしれません。正確な予後はわからない、という医学の不確実性が関連している問題でもあります。しかしこれは、医師にとっても、家族にとっても傷つかないための、一種の心理的な共謀関係と解釈することも可能だと思います。

現状では、予後についての情報をどこまで伝えるかについて、医師がずいぶん裁量をもっているといえましょう。しかし、予後を正確に伝えないことが、医療訴訟になる場合や、伝えられた予後の長さによって、患者さんの治療方針の選択が変化してくるなどの報告が外国ではみられます[11]。癌など「病名」の開示、そしてさらに難しい「予後」の告知、これは、時代時代によって、考えが変わってきます。医療従事者には、その時代の要請と個々の患者さんに合った形での医療行為が求められます。

## 脳死・臓器移植問題

一九九九年二月に、臓器移植法施行後の第一例目の移植手術が行われたことは記憶に新しいことと思います。臓器移植の議論は、一九六八年の日本初の心臓移植より実に三十年以上にわたり続けられました。その経過を振り返ると、最初の約十五年は、この問題を語ること自体がタブー視された時期でした。その後の十年間で、さまざまな議論が日本全体を巻き込んで行われ、一九九二年に脳死臨調の最終答申で一応の結論が出されました。最後の五年間は、立法という形で政治的な合意形成がなされるまでの期間であったといえましょう。

そして、一九九七年六月に法案が成立し、同年十月の法施行より約一年四カ月後に第一例の手術が行われたわけですが、それだけ時間的に遅れた要因としては、ドナーカードの普及不足、脳死判定施設の準備不足に加え、ドナーの書面による意思表示と家族の承諾を要する厳格な法の存在などがあげられると思われます。また、一九九九年の第一例では、患者さんおよび家族のプライバシー保護と情報公開の対立が問題になりました。

このように長い議論を経て、日本の脳死・臓器移植問題は一応の決着がみられたかのようにみえます。そして、概して日本の脳死論議は欧米に比較して遅くなった分、欧米では見落とされていた点などを議論したりして評価できる部分も多いと考えます。実際、一九九〇年代に入り、英語圏で脳死や臓器移植問題を再検討する論説が出てきており、日本の脳死についての解釈や臓器移植法に関心が高まってきているともいわれています。脳死・臓器移植問題の議論は、日本がはじめて現代的な意味での「医療倫理」の問題に直面し、その社会的な問題解決の方法を模索したという点で、きわめて象徴的な意味合いを持つものといえるでしょう。法の成立・移植再開、そして海外よりの関心が高まる中で、日本の移植医療は新たな局面を迎えています。

## 倫理委員会

日本の倫理委員会組織は大まかに、厚生省のＧＣＰ（Good Clinical Practice）で設置が定められ、薬剤治験のみを審査する「治験審査委員会」と、「医療における諸問題の倫理的な側面の議論・検討を行う委員会」として大学や一般病院で自主的に設置されているいわゆる「倫理委員会」の二種類があります。後者の倫理委員会は、医学部・医科大学、医学系研究所、一般病院、医学系学会などに一九八〇年代はじめごろから設置が進められ、現在では全国八〇の医学校すべてに設置されています。さらに一般病院における倫理委員会設置数も、近年増加してきています。[12]

大学の倫理委員会は、薬剤治験を審査する治験審査委員会との役割分担が明確になされています。そして主に、患者さんや健常者を対象とした医学的研究の倫理的側面の検討、特定の医療行為や研究に対する大学としてのガイドラインの作成（脳死判定基準や宗教上の理由による輸血拒否患者への対応など）、学術雑誌編集委員会への審議証明書の発行などを行っています。一方、一般病院の倫理委員会は、薬剤治験の審議なども行っているところが多く、また個々の患者さんの症例コンサルテーションのニーズも高いなど、大学の倫理委員会とは異なる側面が認められます。症例コンサルテーションについては、適切に機能すれば、医療従事者の意思決定の「ストレス」を軽減することが期待されます。

さらに医学系の学会にも倫理委員会が設置されるところが増えてきています。医学系の学会の出す見解やガイドラインは、学会員のみに拘束力を持つのか、ガイドラインでは禁止されている医療行為を行った際の罰則規定はどうなるのか、など具体的に検討されなければならない課題が多くあります。

これらの倫理委員会の委員には、医療従事者のみでなく広い分野の人々が含まれることが望まれます。医療従事者以外の第三者が議論に参加することは、医療の密室化を防ぎ、一般社会の医療に対する不信や不安の軽減にもつながるかもしれません。また、倫理委員会が一定のガイドラインや見解を示すことは、多忙な臨床に携わる医療従事者の意思決定の「ストレス」を軽減することに貢献するものでしょう。

しかし、これらの倫理委員会は、行政からの財政的支援や指導もなく自主的に設置されているものです。今後は各レベルでの倫理委員会の果たすべき役割と運営の方法、担うべき責任、行政組織との関連、財政的な支援をどうするか、などを総合的に議論する必要性があるでしょう。

**生命・医療倫理学の入門書、教科書**

最近になり、生命・医療倫理学の入門書、教科書がさまざまな形で出版されています。これは、欧米の教科書を単に翻訳する時期から、日本で独自の取り組みがなされ、その成果が蓄積されつつあることを示していると思われます。

『テーマ30生命倫理』（教育出版、一九九九年）は、大学生等を読者対象に生命倫理に関する話題を平易に記載した教科書です。『医療倫理Q＆A』（太陽出版、一九九八年）は質問に答えるという形式をとり、関連資料や医師国家試験の問題などが掲載されているという点で、医学生にとっては実践的な教科書でしょう。『生命倫理のキーワード』（理想社、一九九九年）は、一種の小辞典として編纂されたもので、個々の用語の基本的な概念を理解するのに役にたつと思われます。それ以外に、『生命倫理学を学ぶ人のために』（世界思想社、一九九八年）、『バイオエシックス入門』（東信堂、一九九五年）、『生命倫理学講義』（日本評論社、一九九八年）なども有用でしょう。

## おわりに

さて、私は今回「倫理」という言葉をずいぶん気楽に使ってしまいました。私自身、医療の問題を議論する際にこの「倫理」という言葉をどのように用いていけばよいのか実はよくわからないのです。日本語の「倫理」は「人として守るべき道」などの意味だと思うのですが、この言葉の持つ語感は、なにか聖人君子のみしか守れないようなたいそうな気高い道徳観を押しつけているみたいで、大変圧迫感のある言葉です。「倫理」という言葉を聞いただけで、取り組みにくいものという印象を持たれる方も多いのではないでしょうか。私自身は、倫理というような言葉よりも、もっと具体的に「望ましい医療のあり方」とか「望ましい医療従事者・患者関係のあり方」などというほうがわかりやすいと思っています。

そして「医療倫理学」は、患者さんも医療従事者も、ともに安心して医療を供給し、受けられるような社会を構築していくための学問であると考えています。医療従事側、患者さん側のどちらの方向に傾いても、社会における望ましい医療像はみえてきません。医療倫理学が健全に発展するためにも、さまざまな医療問題に関して、医療サイドの人間として、社会に的確な情報を伝達し、建設的な議論を進めていく手助けをすることが今の医療従事者に求められていると思います。そしてこのような態度が現代の「医療従事者の職業倫理」に組み込まれていく必要性があると思います。

私が医学生であった二十年前には、インフォームド・コンセントやＱＯＬという用語は医学教育の場ではほとんどなじみのなかったものでした。医療を取り巻く環境は時代とともに急速に変化しています。医療従事者は、患者さんや患者家族を含めた医療を受ける側との密なコミュニケーションのもとに、時代の変化に感受性を持ち続けることが求められているのです。
最後に強調しておきたいことは、現代的な「医療倫理学」は、全人的医療の重要な一側面になりつつあるということです。時代は医療従事者に対して、ある一定の質を持った医療倫理学の教育が行われることを要求しています。そうしなければ、もう医療が社会から信頼されない時代になってきているのです。そして医療の実践の場面では、各医療従事者が全人的アプローチを試みること自体がすなわち倫理的な行為なのではないかと私は考えています。

（東京大学大学院医学系研究科健康科学・看護学専攻、医療倫理学分野・赤林　朗）

エシックス”の役割. 生命倫理, 5(1) ; 55-59, 1995.

9) 赤林朗, 甲斐一郎ほか : アドバンス・ディレクティブ（事前指示）に関する医師の意識調査. 日本医事新報, 3842 ; 24-29, 1997.

10) Akabayashi, A., Fetters, M.D., Elwyn, T.S. : Family consent, communication, and advance directives for cancer disclosure : A Japanese case and discussion. Journal of Medical Ethics, 25 ; 296-301, 1999.

11) Akabayashi, A., Kai, I., Takemura, H., et al. : Truth telling in the case of a pessimistic diagnosis in Japan. The Lancet, 354 ; 1263, 1999.

12) 深津宜子, 赤林朗, 甲斐一郎 : 日本の一般病院における倫理委員会の設置状況および倫理的問題への対応の現状. 生命倫理, 7(1) ; 130-136, 1997.

principles, protocols, and procedures. Guilford Press, New York, 1995.
9) Wilson, S. A., Becher, L. A., Tinker, R.H. : Eye movement desensitization and reprocessing (EMDR) treatment for psychologically traumatized individuals. Journal of Consulting and Clinical Psychology, 63 ; 928-937, 1995.
10) Shapiro, F. ：Eye movement desensitization : A new treatment for post-traumatic stress disorder. Journal of Behavior Research and Experimental Psychiatry, 20 ; 211-217, 1989.
11) Wolpe, J. ：Practice of behavior therapy (4th ed.). Pergamon Press, New York, 1990.
12) Hedstrom, J. ：A note on eye movements and relaxation. Journal of Behavior Research and Experimental Psychiatry, 22 ; 37-38, 1991.
13) Wilson, D. L., Silver, S. M., Covi, W. G., et al. : Eye movement desensitization and reprocessing : Effectiveness and autonomic correlates. Journal of Behavior Research and Experimental Psychiatry 27 ; 219-229, 1996.
14) 熊野宏昭：EMDR について－眼球運動により外傷的記憶の脱感作と再体制化を行う技法. イマーゴ 3(6) ; 264-271, 1992.
15) Hassard, A. ：Reverse learning and the physiological basis of eye movement desensitization. Medical Hypotheses, 47 ; 277-282, 1996.

**医療倫理学**

1) 日本心身医学会教育研修委員会 : 心身医学の新しい診療指針. 心身医学, 31 ; 537-576, 1991.
2) 日本心身医学会用語委員会編 : 心身医学用語辞典. 医学書院, 東京, p. 177-178, 1999.
3) 赤林朗 : バイオエシックスの展開と日本における生命倫理学. 心療内科, 1 ; 156-162, 1997.
4) Jonsen, A.R. : The Birth of Bioethics. Oxford University Press, New York, 1998.
5) Beauchamp, T.L., Childress, J.F. : Principles of Biomedical Ethics (4th ed.). Oxford University Press, New York, 1994. ([第 3 版邦訳] 永安幸正, 立木教夫監訳 : 生命医学倫理. 成文堂, 1997.)
6) Jonsen, A.R., Siegler, M., Winslade, W.J. : Clinical Ethics. 4th ed. McGraw-Hill, New York, 1998 ([第 3 版邦訳] 赤林朗, 大井玄監訳 : 臨床倫理学. 新興医学出版, 1997.)
7) Siegler, M., Pellegrino, E.D., Singer, P.A. : Clinical Medical Ethics. J. Clinical Ethics, 1(1) ; 5-9, 1990.
8) 赤林朗, 大井玄 : 医療・看護実践および教育の場における“クリニカル・

**心療内科医の一日**

1) Weiss, L., Katzman, M., Wolchik, S.A. : You can't have your cake & eat it too, A program for controlling Bulimia.（末松弘行監訳, 熊野宏昭, 川原健資訳：食べたい！でもやせたい―過食症の認知行動療法.星和書店,東京, 1991.）
2) 笠原嘉：退却神経症. 講談社, 東京, 1988.
3) 広瀬徹也：逃避型抑うつについて. 宮本忠雄編：躁うつ病の精神病理 2. 弘文堂, 東京, 1977.
4) 川原健資, 山本晴義, 江花昭一ほか：心療内科におけるケアの実際とポイント. 産業精神保健, 2 ; 78-83, 1994.
5) 川原健資, 山本晴義, 江花昭一ほか：総合病院心療内科におけるチーム医療の実践―治療構造論的視点をふまえて―. 心身医療, 6 ; 1357-1363, 1994.

**プライマリーケアと心療内科**

1) 熊野宏昭：認知行動療法における患者との関わり方. 心身医療, 9 ; 1223-1227, 1997.
2) 鈴木伸一, 熊野宏昭, 坂野雄二：心身症の認知行動療法―症例を中心に―. 心身医療, 9 ; 1260-1267, 1997.

**心療内科における研究**

1) 縣俊彦編著 : EBM 臨床医学研究の方法論. 中外医学社, 東京, 1998.
2) 名郷直樹 : Evidence-Based Medicine について. 行動医学研究, 4 ; 9-13, 1997.

**脳に働きかける治療**

1) 熊野宏昭：システム論による心身医学. イマーゴ, 4(5) ; 66-79, 1993.
2) 清水博：生命を捉えなおす（増補版）. 中公新書, 東京, 1990.
3) 安士光男, 高島香代子, 君島祐一ほか：光フィードバック. 心身医療, 8 ; 496-501, 1996.
4) 熊野宏昭, 堀江はるみ, 安士光男：光フィードバック. 治療, 2 ; 1626-1628, 1996.
5) Kumano, H., Horie, H., Shidara, T., et al. : Treatment of a depressive disorder patient with EEG-driven photic stimulation. Biofeedback and Self-Regulation, 21 ; 323-334, 1996.
6) 中尾睦宏, 熊野宏昭, 堀江はるみほか：$\alpha$ 波フィードバック光駆動療法により軽快した乗り物恐怖の1例. 心身医療, 5(6) ; 821-824, 1993.
7) 牧野真理子：レセルピン処理ラットの脳内モノアミン代謝の変化と行動に及ぼす光フィールドバックの影響. 東邦医学会雑誌, 46 ; 38-46, 1999.
8) Shapiro, F. : Eye movement desensitization and reprocessing : Basic

orders, cranial neuralgias and facial pain. Cephalalgia, 8 [Suppl 7] ; 1, 1988.
3) 福田靖男ほか：頭痛患者の診断と治療. 日内会誌, 82 ; 87, 1993.
4) 頭痛研究会：頭痛, 頭蓋神経痛, 顔面痛の分類及び診断基準. 頭痛研究会誌, 18 ; 92, 1991.
5) 坂井文彦：頭痛の分類. 日内会誌, 82 ; 3, 1993.
6) 坂井文彦：頭痛の新しい国際分類 Annual Review. 神経, 5 ; 372, 1990.
7) 藤木直人ほか：慢性日常性頭痛. 内科, 81 ; 661, 1998.
8) Silberstein, S.D., et al.: Classification of daily and near-daily headache 34 ; 1, 1994.
9) Olesen, J., Rasmussen, B.K.: The international headache society classification of chronic daily and near-daily headaches—a critique of the criticism—. Cephalalgia, 16 ; 407, 1996.

**適応障害**

1) 高橋三郎ほか訳：DSM-IV精神疾患の分類と診断の手引き. 医学書院, 東京, p. 223, 1995.
2) 鈴木仁一ほか：心身症の新しい診断と治療. 医薬ジャーナル社, 東京, p. 65-70, 1987.
3) 笠原嘉：外来精神医学から. みすず書房, 東京, p. 141, 1991.
4) 近藤三男ほか：心気症の精神療法. 精神医学, 30 ; 131-139, 1988.

**パニック障害**

1) 貝谷久宣：不安・恐怖症パニック障害の克服. 講談社健康ライブラリー, 東京, 1996.
2) 竹内龍雄：パニック障害（追補版）. 新興医学出版社, 東京, 1996.
3) 不安・抑うつ臨床研究会編：不安症の時代, 科学評論社, 東京, 1997.
4) 貝谷久宣, 不安・抑うつ臨床研究会編：パニック障害. 科学評論社, 東京, 1998.
5) 高橋三郎, 大野裕, 染矢俊幸訳：DSM-IV精神疾患の診断・統計マニュアル. 医学書院, 東京, 1996.

**軽症うつ病**

1) 佐々木直：この疾患をどう治す一主な疾患への各科からのアプローチ. 中外医学社, 東京, p.363, 1999.
2) 渡辺昌祐, 光信克甫：プライマリケアのためのうつ病診療 Q&A. 金原出版, 東京, 1997.
3) 融道男, 中根允文, 小見山実監訳：ICD-10精神および行動の障害—臨床記述と診断ガイドライン—.医学書院, 東京, 1993.
4) 高橋三郎, 大野裕, 染矢俊幸監訳：DSM-IV 精神疾患の分類と診断の手引.医学書院, 東京, 1995.

1997.
3) 玉井一ほか：治療に難渋する糖尿病患者への新たな心身医学的アプローチ. 心身医学, 35(1)；34-39, 1995.
4) Gill, G.V., et al. : Prevalence and characteristics of brittle diabetes in Britain. Q.J.Med., 89；839-843, 1996.

## 甲状腺機能亢進症

1) Bram : Endocrinology, 11；106-116, 1927.
2) Winsa, et al. : Lancet., 338；1475-1479, 1991.
3) Sonino, et al. : Acta. Endocrinol., 128；293-296, 1993.
4) Kun : Clin. Endocrinol., 42；303-308, 1995.
5) Radosalvljevie, et al. : Eur. J. Endocrinol., 134；699-701, 1996.
6) Yoshiuchi, K., et al. : Psychosom. Med., 38；182-185, 1998.
7) Yoshiuchi, K., et al. : Psychosom. Med., 38；592-596, 1998.

## 摂食障害

1) 菊地孝則：摂食障害. 小此木啓吾ほか編：精神医学ハンドブック. 創元社, 東京, p. 278, 1998.
2) 佐々木直, 末松弘行：摂食障害. 神経内科, 37；127-132, 1992.
3) 末松弘行：疫学調査よりみた神経性食思不振症. 末松弘行編：神経性食思不振症・その病態と治療, 医学書院, 東京, p. 19, 1985.
4) 末松弘行, 石川中, 久保木富房ほか：Anorexia nervosa の第一次全国調査. 厚生省特定疾患・中枢性摂食異常調査研究班・昭和56年度研究報告書, p. 11, 1982.
5) 末松弘行, 久保木富房, 伊藤たか子ほか：神経性食思不振症の予後に関する集計的研究. 心身医学, 23；23, 1983.
6) Minuchin, S., Rosman, B. L., Baker, L. : Psychosomatic famlies : anoreia nervosa in context. Harvard University Press, Cambridge, 1978.
7) 菊地孝則：精神分析的観点からみた摂食障害の病態と治療. 心身医学, 36；129, 1996.
8) 菊地孝則：摂食障害における活動性の亢進と躁的防衛－赤い靴コンプレックス. 精神分析研究, 39；71, 1995.
9) 松木邦裕：摂食障害の治療技法－対象関係論からのアプローチ－. 金剛出版, 東京, 1997.

## 頭 痛

1) Ad Hoc Committee on Classification of Headache : Classification of headache. J. Am. Med. Assoc., 179；717, 1962.
2) Headache Classification Committee of the International Headache Society : Classification and diagnostic criteria for headache dis-

Hospital Handbook of General Hospital Psychiatry, Mosby, St. Louis, p.1, 1978.
3) 松波聖治：コンサルテーション—リエゾンサービス. 末松弘行監修：心身医学オリエンテーション. 金剛出版, 東京, p. 175-179, 1992.
4) 岩崎徹也：力動精神医学. 加藤正明, 保崎秀夫, 笠原嘉ほか編：新版精神医学事典, 弘文堂, 東京, p. 804, 1993.

**気管支喘息**

1) 吾郷晋浩：呼吸器心身症. 末松弘行監修：心身医学オリエンテーションレクチャー. 金剛出版, 東京, p. 183, 1992.

**過敏性腸症候群**

1) 佐々木大輔：過敏性腸症候群の診断と治療. 医薬ジャーナル,22 ; 1141-1146, 1986.
2) Kirsner, J.B., Palmer, W.L. : The irritable colon. Gastroenterology, 34 ; 491-501, 1958.
3) Manning, A. P., et al. : Towards positive diagnosis of the irritable bowel. Br. Med. J., 2 ; 653-654, 1978.
4) Thompson, W. G., et al. : Functional bowel disorders and functional abdominal pain. Gut, 45 Suppl 2 ; II43-47, 1999.
5) Read, N.W., et al. : Irritable Bowel Syndrome. Grune & Straten, London, 1985.
6) Whitehead, W. E., et al. : Tolerance for rectosigmoid distention in irritable bowel syndrome. Gastroenterology, 98 ; 1187-1192, 1990.
7) Narducci, F., et al. : Increased colonic motility during exposure to a stressful situation. Dig. Dis. Sci., 30 ; 40-44, 1985.
8) 川上澄：過敏性腸症候群の病態生理. 朝倉均ほか編：臨床生理学シリーズ&腸, 南江堂, 東京, 1990.
9) Latimer, P., et al. : Colonic motor and myoelectrical activity ; A comparative study of normal subjects, psychoneurotic patients, and patients with irritable bowel syndrome. Gastroenterology, 80 ; 893-901, 1981.
10) Drossman, D. A., et al. : Psychosocial factors in the irritable bowel syndrome. Gastroenterology, 95 ; 701-708, 1988.
11) 河野友信，末松弘行，新里里春編：心身医学のための心理療法と心身医学的療法. 朝倉書店, 東京, 1990.

**糖尿病**

1) Holmes, T.H., et al. : The social reajustment rating scale. J. Psychosom. Med., 11 ; 213-219, 1967.
2) 泉寛治：食事療法の効果的な指導法. 糖尿病, (2) ; 63-67, 日本臨床社,

## 【文　献】

### 心療内科の基礎知識


1) Engel, G.L. :The need for a new medical model ; A challenge for biomedicine. Science, 196 ; 129-136, 1977.
2) 池見酉次郎：医療における biopsychosocioethical なアプローチについて. 治療, 65 ; 1-5, 1983.
3) 日本心身医学会教育研修委員会：心身医学の新しい診療指針. 心身医学, 31 ; 537-576, 1991.
4) American Psychiatric Association : Quick reference to the diagnostic criteria from DSM-IV. American Psychiatric Association, Washington D.C. , 1994.（高橋三郎, 大野裕, 染矢俊幸訳：DSM-IV 精神疾患の分類と診断の手引. 医学書院, 東京, 1995.）.
5) 吾郷晋浩：心身医学的診断法.末松弘行編 : 新版心身医学. 朝倉書店, 東京, p. 173-182, 1994.
6) Sifneos, P.E. :The prevalence of 'alexithymic' characteristics in psychosomatic patients. Psychother Psychosom., 22 ; 255-262, 1973.
7) 池見酉次郎編：精神身体医学の理論と実際. 医学書院, 東京, 1973.
8) 久保木富房, 佐々木直：抗不安薬の選び方と使い方. 新興医学出版社, 東京, 1990.
9) 上島国利：改訂　実地医家が知っておきたい抗不安薬の知識と使い方. ライフサイエンス, 東京, 1993.
10) 上島国利：実地医家が知っておきたい抗うつ薬の知識と使い方. ライフサイエンス, 東京, 1993.
11) 森温理：やさしい向精神薬の使い方. 医学出版社, 東京, 1997.
12) 山上敏子：行動療法 2 . 岩崎学術出版社, 東京, 1997.
13) Beck, A.T. :Thinking and depression : I. Idiosyncratic content and cognitive distortions. Archives of General Psychiatry, 9 ; 324-333, 1963.
14) Dobson, K. S., Block, L. :Historical and philosophical bases of the cognitive-behavioral therapies. In : (ed.), Dobson, K.S. Handbook of cognitive-behavioral therapies, Guilford Press, New York, p. 3-38, 1988.
15) 鈴木仁一, 山内祐一, 堀川正敏ほか：新しい絶食療法の方法と治療成績. 精身医, 12 ; 290-295, 1972.


### 心療内科と精神科


1) 中川哲也：心療内科と精神科の役割分担　心療内科. 心身医療, 4 ; 591-595, 1992.
2) Hackett, T.P. :Beginnings. Liaison psychiatry in a general hospital. In : (ed.), Hackett, T.P. & Cassem, N. H. Massachusetts General

## 執筆者一覧（掲載順，2003年6月現在）


| | |
|---|---|
| 久保木《くぼき》 富房《とみふさ》 | 東京大学医学部附属病院心療内科科長 |
| 佐々木《ささき》 直《ただし》 | 北海道大学医学部附属病院総合診療部 |
| 野村《のむら》 忍《しのぶ》 | 早稲田大学人間科学部 |
| 櫻本《さくらもと》 美輪子《みわこ》 | 小松川クリニック |
| 伊藤《いとう》 克人《かつひと》 | 東急病院心療内科医長 |
| 鶴ヶ野《つるがの》しのぶ | 東京大学医学部附属病院心療内科 |
| 津久井《つくい》はるみ | 元横浜労災病院心療内科 |
| 吉内《よしうち》 一浩《かずひろ》 | 東京大学医学部附属病院心療内科 |
| 村岡《むらおか》 倫子《みちこ》 | 長谷川病院心療内科 |
| 西川《にしかわ》 將巳《まさみ》 | 東京大学医学部附属病院心療内科，<br>マッギル大学モントリオール神経研究所 |
| 井出《いで》 雅弘《まさひろ》 | 札幌明和病院院長 |
| 津久井《つくい》 要《かなめ》 | 横浜労災病院心療内科・海外勤務健康管理センター |
| 山中《やまなか》 学《がく》 | 東京女子医科大学附属第二病院内科 |
| 中原《なかはら》 理佳《りか》 | 帝京大学医学部附属溝口病院精神神経科 |
| 川原《かわはら》 健資《けんし》 | のぞみクリニック院長 |
| 小川《おがわ》 志郎《しろう》 | 小川クリニック院長 |
| 熊野《くまの》 宏昭《ひろあき》 | 東京大学医学部附属病院心療内科 |
| 鈴木《すずき》 伸一《しんいち》 | 広島大学大学院教育学研究科附属心理臨床教育研究センター |
| 大塚《おおつか》 明子《あきこ》 | 北海道医療大学大学院看護福祉学研究科 |
| 赤林《あかばやし》 朗《あきら》 | 東京大学大学院医学系研究科健康科学・看護学専攻，<br>医療倫理学分野 |

## 編者紹介

久保木　富房（くぼき　とみふさ）
1945年　東京都生まれ
1973年　東京大学医学部卒業
現在　東京大学大学院医学系研究科内科学専攻ストレス防御・心身医学（東京大学医学部附属病院心療内科）教授
専攻は心身医学。編書・共著書に「抗不安薬の選び方と使い方」（新興医学出版社），「心身医学オリエンテーションレクチャー」（金剛出版），「不安症の時代」（日本評論社），「強迫性障害」（日本評論社）他多数。

熊野　宏昭（くまの　ひろあき）
1960年　石川県生まれ
1985年　東京大学医学部卒業
現在　東京大学大学院医学系研究科内科学専攻ストレス防御・心身医学（東京大学医学部附属病院心療内科）助教授
専攻は心身医学。共著書に「心身医学オリエンテーションレクチャー」（金剛出版），「認知行動療法の理論と実際」（培風館），「性格研究の技法」（福村出版）他多数。

佐々木　直（ささき　ただし）
1955年　東京都生まれ
1980年　東北大学医学部卒業
現在　北海道大学大学院医学研究科社会医学専攻地域家庭医療学講座プライマリ・ケア医学分野（北海道大学医学部附属病院総合診療部）講師
専攻は心身医学。共著書に「抗不安薬の選び方と使い方」（新興医学出版社），「神経性過食症」（医学書院），「今日の心身症治療」（金剛出版），「新版心身医学」（朝倉書店）他多数。

クルズス 心療内科

2000年6月26日　初版第1刷発行
2003年7月23日　初版第2刷発行

編　者　久保木　富房，熊野　宏昭，佐々木　直

発行者　石　澤　雄　司

発行所　株式会社　星　和　書　店
東京都杉並区上高井戸1-2-5　〒168-0074
電　話　03(3329)0031（営業部）／(3329)0033（編集部）
FAX　03(5374)7186

　Printed in Japan　ISBN4-7911-0420-X